写给患者的
健康指导书系

糖尿病
患者必读

主编◎于秀辰

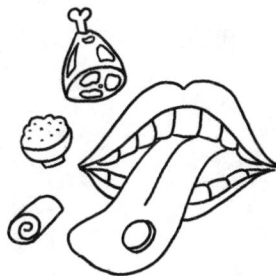

中国健康传媒集团
中国医药科技出版社

内 容 提 要

本书以轻松、幽默、生动的形式系统地介绍了糖尿病及其并发症的发生、发展和诊治的相关常识，比较全面地介绍了与糖尿相关的化验检查注意事项和糖尿病患者用药、饮食、运动等多方面知识。本书是糖尿病患者及其家属抗击糖尿病的得力助手，同时也适合普通读者阅读参考用于糖尿病的预防保健。

图书在版编目（CIP）数据

糖尿病患者必读 / 于秀辰主编 . —北京：中国医药科技出版社，2024.8

（写给患者的健康指导书系）

ISBN 978-7-5214-4289-2

Ⅰ．①糖… Ⅱ．①于… Ⅲ．①糖尿病－防治－普及读物 Ⅳ．① R587.1-49

中国国家版本馆 CIP 数据核字（2023）第 226840 号

美术编辑 陈君杞
版式设计 也 在

出版 **中国健康传媒集团** | 中国医药科技出版社
地址 北京市海淀区文慧园北路甲 22 号
邮编 100082
电话 发行：010-62227427 邮购：010-62236938
网址 www.cmstp.com
规格 880×1230mm $^1/_{32}$
印张 $6\,^3/_8$
字数 123 千字
版次 2024 年 8 月第 1 版
印次 2024 年 8 月第 1 次印刷
印刷 北京盛通印刷股份有限公司
经销 全国各地新华书店
书号 ISBN 978-7-5214-4289-2
定价 **35.00 元**

获取新书信息、投稿、为图书纠错，请扫码联系我们。

编委会

前　言

糖尿病是常见慢性病，发病率高，同时糖尿病的并发症多可涉及全身各个器官组织，具有高致残率和致死率，可严重影响患者的生活质量，因此，必须引起重视。

本书以通俗的语言，采用问答形式并加以形象的图画对糖尿病及其并发症的相关概念、主要症状、常见病因、实验室检查、治疗和预防调护等方面进行了介绍；针对患者就诊时可能遇到的实际细节问题进行指导，对患者在药物治疗、饮食治疗、运动治疗、血糖监测和预防保健等方面的错误认识加以纠正，以期使患者能更好地认识糖尿病，增强患者治疗糖尿病的信心，减少并发症的发生。

由于篇幅所限，参考文献没有一一列举，在此谨向本书中参考的相关医学书籍、专业及科普文章的作者表示衷心的感谢！书中如存在不当之处，敬请指正。

于秀辰　马静敏

2024 年 1 月

目 录

糖尿病——甜蜜的烦恼

糖尿病并发症——"糖尿病派生出来的烦恼"

检查须知

糖尿病治疗的"五驾马车"

常见误区

预防调护"注重细节"

中医对糖尿病及其并发症的认识

糖尿病——
甜蜜的烦恼！

01 糖尿病是怎么回事

糖尿病目前可谓家喻户晓！在我国，成年人糖尿病的发病率为 12.8%。糖尿病绝不仅仅是血糖高了那么简单，首先它以血中葡萄糖（简称血糖）升高为特征，其次会出现心、脑、肾、眼、神经等全身多组织、多器官的慢性进行性改变的慢性并发症，还有低血糖、糖尿病酮症酸中毒、糖尿病非酮症高渗性昏迷等急性并发症。因此，糖尿病有多种并发症，还有多种合并症。

02 糖尿病的"三多一少"症状是什么

有些患者口干口渴、越渴越想喝，越喝越渴，小便多，吃得也多，消瘦，这就是我们常说的糖尿病的典型症状——"三多一少"症状：多饮、多食、多尿、身体消瘦。如果发现自己或家人有以上"三多一少"症状或具备其中的某一项，就要去医院检查，排除糖尿病或有相类似症状的疾病。

03 有"三多一少"的症状就一定是糖尿病吗

不一定！"三多一少"症状只是糖尿病患者的典型症状，也有的人喝得多或尿得多，但却不是糖尿病。如临床上的尿崩症，精神性多饮、多尿，甲状腺功能亢进等，临床也表现为烦渴多饮，多尿，但血糖都正常。

渴渴渴

WC

尿尿尿

吃吃吃

瘦了

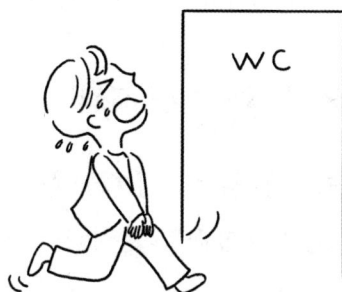

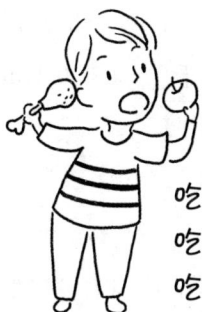

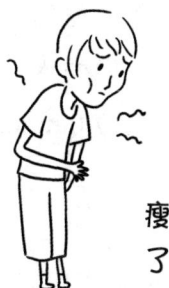

04 糖尿病的可疑信号有哪些

①经常感到疲乏、劳累或精力充沛旺盛，不知疲倦或情绪容易激动等等；②手、脚经常感到麻木、疼痛；③伤口久不愈合；④较早出现视力模糊；⑤水肿；⑥尿潴留、顽固性便秘或腹泻；⑦早期出现动脉硬化症状，如心绞痛、心肌梗死；⑧外阴瘙痒；⑨阳痿；⑩反复尿路、肺部或其他感染；⑪有容易饿、心慌、出汗等低血糖症状。您或者您周围的人如果有上面的情况或情况之一者，就请及

时去医院检查是否得了糖尿病。

05 什么是糖尿病前期

糖尿病前期是处于糖尿病和正常血糖之间的一个过渡阶段，包括空腹血糖受损（IFG）和葡萄糖耐量受损（IGT）。

空腹血糖受损

空腹血糖受损是餐后 2 小时血糖正常，而空腹血糖虽然高于正常，但尚未达到糖尿病水平，即 ≥ 6.1mmol/L（110mg/dl）但＜ 7.0mmol/L（126mg/dl）。

糖耐量受损

糖耐量受损是指患者空腹血糖＜ 7.0mmol/L，口服葡萄糖后 2 小时血糖 ≥ 7.8mmol/L（140mg/dl）但＜ 11.1mmol/L（200mg/dl）。

06 糖尿病如何分型

糖尿病分为四大类：1 型糖尿病、2 型糖尿病、妊娠糖尿病、其他特殊类型糖尿病、成人隐匿性自身免疫糖尿病（LADA）和酮症倾向 2 型糖尿病。

1 型糖尿病

1 型糖尿病（T1DM）是指因胰岛 β 细胞破坏而导致胰岛素绝对缺乏，具有酮症倾向的糖尿病，约占糖尿病的5%。1 型糖尿病是儿童和青少年期最常见的糖尿病类型，约占 80%~90%，有 1/4 的病例发生于成人。常常可以见到"三多一少"的症状，治疗需要终身使用胰岛素。

2 型糖尿病

2 型糖尿病占糖尿病患者 90% 以上，多在 35~40 岁之后发病。2 型糖尿病患者体内胰岛素分泌减少或者胰岛素抵抗使得胰岛素的作用效果大打折扣，因此患者体内的胰岛素相对缺乏。可以通过某些口服降糖药物刺激体内胰岛素的分泌。"三多一少"在此类患者中常不明显或仅有部分表现，另外也可出现各种急、慢性并发症的症状。

妊娠期糖尿病

妊娠期糖尿病（GDM）是怀孕期间发生的任何程度的糖代谢异常，但血糖尚未达到显性糖尿病的水平，不包括孕前已经诊断糖尿病的患者。该病多发生于妊娠中晚期。

建议所有孕妇在怀孕 24~28 周进行 GDM 筛查：口服 75g 无水葡萄糖糖耐量试验，空腹血糖 ≥ 5.31mmol/L，服糖后 1 小时血糖 ≥ 10.0mmol/L，服糖后 2 小时血糖 ≥ 8.5mmol/L，服糖后 3 小时血糖 ≥ 7.8mmol/L，有 2 个以上时间点血糖高于上述标准即可诊断为妊娠期糖尿病。

特殊类型糖尿病

特殊类型糖尿病是由于其他原因导致的特定类型的糖尿病，包括：①单基因糖尿病综合征：如新生儿糖尿病和青少年的成人型糖尿病；②外分泌胰腺疾病导致的糖尿病：如囊性纤维化和胰腺炎；③药物或化学诱导的糖尿病：如在治疗 HIV 患者时或器官移植后使用的糖皮质激素引起的糖尿病。

07 糖尿病发病年龄在提前吗

是的，糖尿病的发病年龄正在逐步提前！原因是：①长期食入量超过平时需要量；②不良饮食习惯，喜食高糖、高脂类食物；③活动量少，缺乏锻炼；④精神紧张。这些都会对血糖水平造成不良的影响。

08 糖尿病会遗传吗

"我妈妈 50 多岁时查出有 2 型糖尿病，大夫说以后我也可能会得糖尿病，而且发病时间可能会提前，是这样吗？"

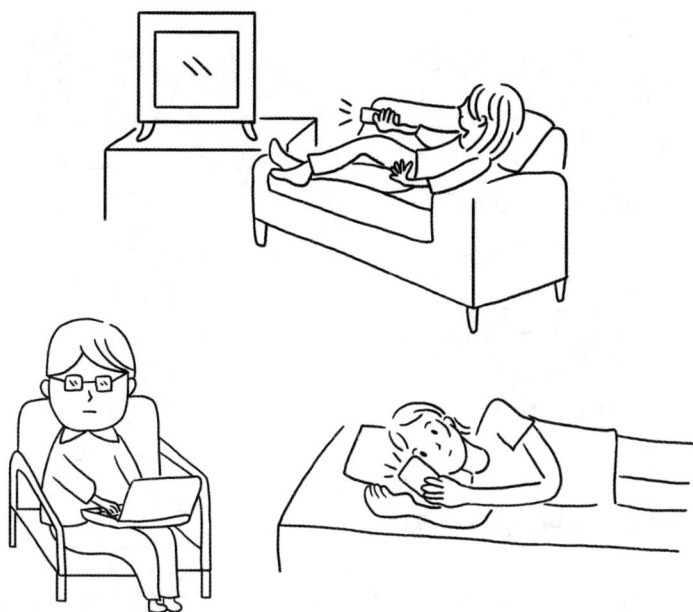

　　这种情况可能会成为现实的。这是因为：①家族生活习惯的一致性，对于后代的发病有很大的影响，如果注意改变生活方式的话，可能子女发病就会延迟；②有糖尿病家族史的人群，糖尿病患病率显著高于没有家族史的人群；③如果父母都有糖尿病者，其子女患糖尿病的机会是普通人的 15~20 倍。因此，在这里提醒糖尿病的一级亲属（即父母或同胞兄弟姐妹患糖尿病的朋友），要经常关注自己的血糖情况，每年去医院进行一次全身检查，及时调理，延缓糖尿病在您身上的发生。

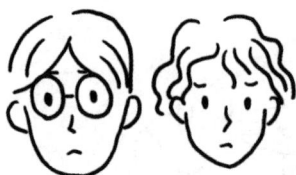

单方患病或双方患病

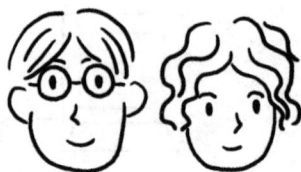

双方健康

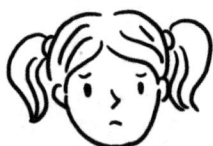

15~20 倍患病

09 糖尿病能不能治愈

目前尚无治愈糖尿病的方法，即使停药后患者血糖、糖化血红蛋白等指标能在很长一段时间内维持正常，也并不标志着糖尿病就治愈了！如果放松饮食、运动和血糖监测，血糖可能还会再次升高。所以盲目相信有根治糖尿病、治疗糖尿病"特效药"会延误治疗，耽误病情。

糖尿病特效药

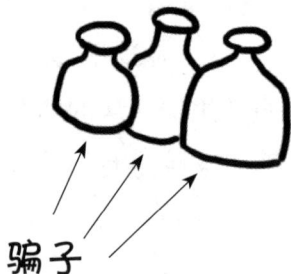

骗子

糖尿病并发症——"糖尿病派生出来的烦恼"

有人觉得糖尿病没有什么可怕的，不影响吃、不影响喝、不影响工作、也不影响玩儿，却不知道糖尿病派生出来的并发症十分可怕，其遍布全身，可以说"从头到脚"，无一幸免！大家可以看看右面这张图，会使您对糖尿病的各种急慢性并发症一目了然。

（一）急性并发症

糖尿病急性并发症来势凶猛、紧急，也是最容易威胁患者生命的严重并发症，常见的有低血糖症、高血糖危象（酮症酸中毒、非酮症高渗性昏迷）。除此之外，乳酸酸中毒是比较少见的重症急性并发症，如果不及时处理的话，甚至会危及生命。

01 低血糖

对于糖尿病患者来说，血糖浓度 < 3.9mmol/L 即可诊断糖尿病低血糖，临床上分为 3 个等级：①轻度：出现交感神经症状，如面色苍白、心动过速、大汗淋漓、恶心呕吐、饥饿，但意识清楚；②中度：出现交感神经和神经性低血糖症状，如乏力、头晕头痛、意识模糊、行为异常、视物模糊、步态不稳等；③重度：血糖 < 2.8mmol/L，可能出现意识丧失，需要他人帮助治疗，是一种严重的低血

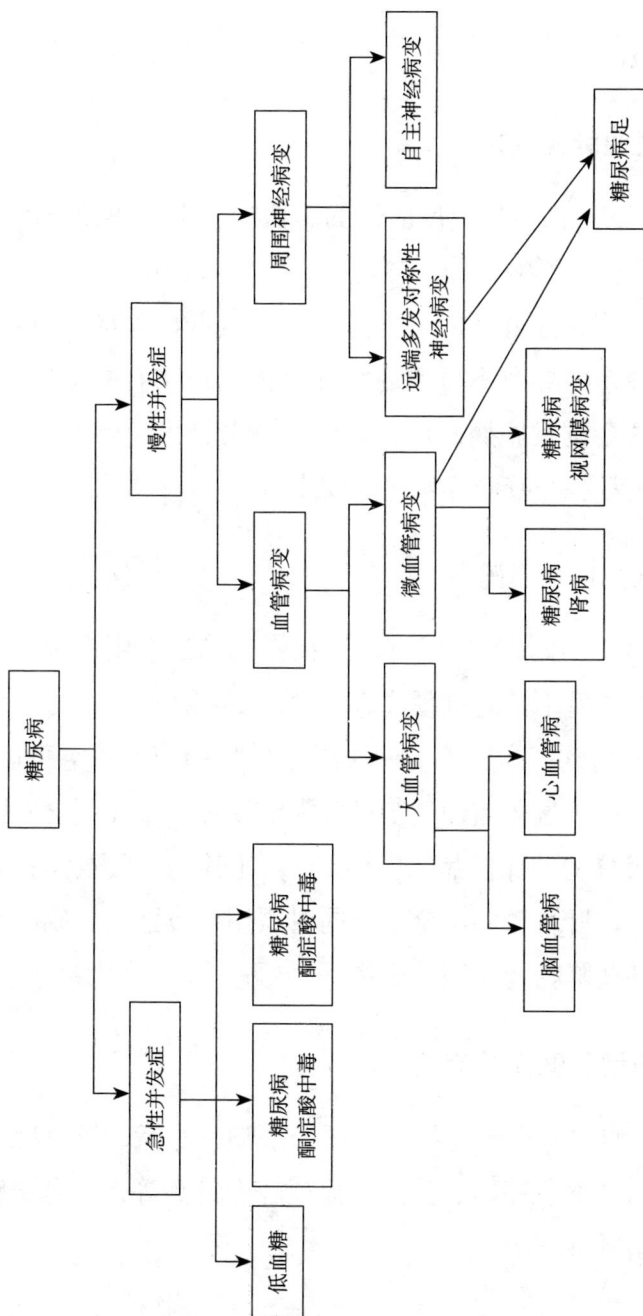

```
                                                          ┌─────────────┐
                                                          │ 自主神经病变 │
                                                          └─────────────┘
                                                                 ▲
                                          ┌─────────────┐        │
                                          │ 周围神经病变 │────────┤
                                          └─────────────┘        │
                                                 ▲               ▼
                          ┌─────────┐            │        ┌──────────────┐        ┌─────────┐
                          │ 慢性并发症 │────────┤        │ 远端多发对称性 │────────│ 糖尿病足 │
                          └─────────┘            │        │   神经病变    │  ─┐    └─────────┘
                              ▲                  │        └──────────────┘   │        ▲
                              │                  │                            │        │
                              │                  │        ┌──────────────┐   │   ┌─────────────┐
                              │                  │        │              │   │   │   糖尿病    │
                              │                  ▼        │   微血管病变  │───┼──▶│ 视网膜病变  │
                              │           ┌─────────┐     └──────────────┘   │   └─────────────┘
                              │           │ 血管病变 │────────┤              │
                              │           └─────────┘        │              │   ┌─────────┐
      ┌─────────┐             │                               │              │   │ 糖尿病  │
      │ 糖尿病  │─────────────┤                               │              └──▶│  肾病   │
      └─────────┘             │                               ▼                  └─────────┘
                              │                        ┌──────────────┐
                              ▼                        │   大血管病变  │          ┌─────────┐
                          ┌─────────┐                  └──────────────┘          │ 心血管病 │
                          │ 急性并发症 │                      │                  └─────────┘
                          └─────────┘                         │
                              │                               │                  ┌─────────┐
                              │     ┌──────────────┐          └─────────────────▶│ 脑血管病 │
                              ├────▶│   糖尿病      │                             └─────────┘
                              │     │ 酮症酸中毒    │
                              │     └──────────────┘
                              │     ┌──────────────┐
                              ├────▶│   糖尿病      │
                              │     │ 酮症酸中毒    │
                              │     └──────────────┘
                              │     ┌─────────┐
                              └────▶│ 低血糖  │
                                    └─────────┘
```

糖反应。

💡 低血糖的危害

①低血糖会导致反应性的高血糖，造成血糖波动，加重病情；②影响人的认知功能，会导致记忆力、注意力及对外界信息的处理能力下降；③严重低血糖可导致昏迷，长期昏迷可导致不可逆的脑神经损伤；④有癫痫病史者，低血糖会诱发癫痫发作；⑤低血糖会诱发急性心肌梗死、心律失常、心绞痛等疾病的发生。

💡 低血糖的原因

引起低血糖的原因有以下种：①胰岛素用量过大或使用胰岛素后不按时进餐或进食少；②不按照医嘱自行增加降糖药剂量；③补服上一次漏服的降糖药；④空腹运动、过量运动、过久运动；⑤过度限制饮食；⑥使用含有西药降糖成分的"保健品"；⑦饮酒，尤其是空腹饮酒；⑧营养不良、肝肾功能不全；⑨同时服用水杨酸盐、磺胺等会加强某些降糖药作用的药物。

💡 典型的低血糖症状

典型的低血糖症状为出汗、手颤、心慌、饥饿感、软弱无力、面色苍白、流涎、血压轻度升高等，这是交感神经兴奋的症状。

易被忽略的低血糖症状

有些行为或习惯发生异常改变，如：①说话不清、答非所问；②平时举止端庄，忽然衣冠不整；③喜怒无常；④表情淡漠；⑤眩晕。这些都可能是低血糖引起的。

血糖不低但出现了低血糖症状是怎么回事

临床上一些长期血糖较高的糖尿病患者，用降糖药或进餐延迟后，使血糖迅速下降到正常，从而出现类似低血糖症状，也称相对低血糖反应。

发生低血糖时应如何急救

当糖尿病患者出现低血糖反应时：①如果能及时监测血糖就立即监测血糖，当血糖 ≤ 3.9mmol/L，应立即进食 15g 含糖食物，等待 15 分钟再次监测血糖，当血糖 > 3.9mmol/L，症状也好转，可按正常时间进餐或加餐；②如果血糖仍 ≤ 3.9mmol/L 或症状未见好转，可再按前两个"15"的方法进行处理；③如果无法立即监测血糖，出现了低血糖的相应症状也应按照上述方法进行处理；④如果血糖依然很低，或出现神志不清应立刻送往医院进行救治。

快速升糖的15g含糖食物有哪些

快速升糖的 15g 含糖食物有：4 片葡萄糖片、半杯橘子汁（125ml）、1 杯牛奶（250ml）、3/4 杯苏打水（约185ml）、2~4 块方糖、4 茶勺白糖、150ml 可乐、3~5 颗硬糖等。一般情况下不推荐食用快速升糖食物，但当发生低血糖时建议食用快速升糖的 15g 糖类食物，并在食用15 分钟后再次监测血糖情况。

02 糖尿病酮症

当糖尿病患者遭受各种应激、胰岛素治疗中断或剂量不足，或进食过多肉类，或饥饿时，糖尿病代谢紊乱加重，酮体生成增多且超过利用，酮体在血中堆积，当其升高到一定程度，称为"糖尿病酮症"。

糖尿病酮症酸中毒

糖尿病酮症酸中毒（DKA）是糖尿病最常见的严重急性并发症之一。它是由胰岛素活性重度缺乏及升糖激素不适当升高，引起糖、脂肪、蛋白质代谢紊乱，出现以高血糖、酮症、代谢性酸中毒和脱水为主要表现的临床综合征。

糖尿病酮症酸中毒的常见症状

常见症状有：①多尿、烦渴多饮、乏力等糖尿病症状加重；②食欲减退、恶心、呕吐等症状，常伴有头痛、烦躁、嗜睡、呼吸深快；③少数患者可出现腹痛的症状，易被误诊为急腹症；④轻度患者神志多清楚，中、重度患者常出现不同程度的意识障碍、嗜睡、昏睡或昏迷。

03 糖尿病非酮症高渗性昏迷

糖尿病非酮症高渗性昏迷（HHS）是糖尿病最常见的严重急性并发症之一，是指多发生于那些已有数周多尿、体重减轻和饮食减少的老年 2 型糖尿病患者身上的精神错乱、昏睡或昏迷的状态。表现为严重的高血糖、血浆渗透压升高、失水和意识障碍等精神神经系统症状。

血浆渗透压可根据患者的生化参数来计算：

$$血浆渗透压 [mOsm/(kg \cdot H_2O)] = 2(Na^+ + K^+) +$$
$$血糖（mmol/L）+ BUN（mmol/L）$$

糖尿病非酮症高渗性昏迷时有效血浆渗透压（血浆渗透压去掉 BUN）明显升高，一般在 350 mOsm/(kg·H$_2$O) 以上。

（二）慢性并发症

04 糖尿病慢性并发症

一般糖尿病 5 年以上就会有慢性并发症发生，通常并发症来的时候悄无声息，常因早期没有症状或者症状不明显而被患者忽视，错过治疗的最佳时机，不仅降低了患者的生活质量，而且还会致残、致死。临床上糖尿病慢性并发症分为大血管病变、微血管病变和神经病变、糖尿病足等：①大血管病变包括脑血管病变、心血管病变、周围血管病变；②微血管病变包括糖尿病视网膜病变、糖尿病肾病；③神经病变有周围神经病变和中枢神经病变。这些病变从头到脚、从内到外，无处不在。

05 脑血管病病变

为什么糖尿病患者易发生脑血管病

①长期高血糖会导致动脉粥样硬化；②糖尿病患者伴有的脂类代谢紊乱也会促进其动脉硬化；③糖尿病还可增加血液黏稠度，使血小板黏附和聚集增加，造成脑动脉管腔狭窄；④当糖尿病患者在精神紧张、血压升高、体位突然改变、过度用力、气温骤降等因素作用下，也会发生一系列的脑血管病。相比之下，糖尿病患者发生脑血管病的概率比非糖尿病患者高3倍。

糖尿病脑血管病的特点

①糖尿病患者的脑梗死发病年龄较非糖尿病患者平均要早5年左右；②脑血栓形成比脑出血多见；③临床症状相对复杂且进展较快、并发症多，治疗相对棘手，临床疗

效较差；④预后较非糖尿病性脑血管病差等。

糖尿病脑血管病为什么容易发生脑血栓

①糖尿病会使葡萄糖转化为脂肪，加速糖尿病患者的动脉硬化，使动脉弹性减弱、内膜粗糙，血小板在动脉壁上附着，容易发生脑血栓；②糖尿病患者血液黏度增高，使脑微血管内血流不畅或栓塞；③糖尿病患者胰岛素、性激素、生长激素等激素调节功能异常，使血小板聚集黏附性增强，血流缓慢，从而导致脑血栓的发生。

糖尿病脑缺血常见症状表现

缺血性脑血管病多数在静态下急性起病，部分患者在发病前可有头晕、头痛、记忆力减退、肢体感觉异常或乏力、语言不利等症状；病情在几小时或几天内达到高峰，部分患者症状进行性加重或波动，临床表现偏瘫、偏身感觉障碍、失语、共济失调等，部分可有头痛、呕吐、昏迷等症状。

糖尿病出血性脑血管病变常见临床表现

出血性脑血管病多在动态下急性起病，其症状为突发头痛、恶心呕吐、言语不清、血压升高、肢体活动障碍和意识障碍。症状严重者可能出现大量出血或者大脑深部出血、丘脑出血、脑干出血等，可以出现迅速昏迷，甚至在数小时及数日内死亡。

06 糖尿病性心脏病

糖尿病性心脏病是糖尿病患者伴发或并发的冠状动脉粥样硬化性心脏病（冠心病），糖尿病心肌病和糖尿病心脏自主神经功能紊乱的病变，是糖尿病较为严重的慢性并发症之一。

常见糖尿病合并冠心病的危险因素

①糖尿病患者多伴有脂代谢异常，特别是低密度脂蛋白的升高，造成动脉内膜胆固醇聚集，导致动脉硬化的发生，进一步导致冠心病的发生；②高血压是动脉粥样硬化的危险因素；③血糖水平持续增高，糖基化终末产物产生，损伤血管内皮结构，血管通透性增加，易形成血栓；④高尿酸血症能引起脂质代谢紊乱，导致动脉板块形成，且血尿酸是冠心病的独立危险因素。

糖尿病合并冠心病的临床特点

糖尿病合并冠心病患者临床表现有三大特点：多重性、非典型性、无痛性。具体为：①心律失常发生率高且较为严重；②心力衰竭增多，程度严重；③心绞痛不典型或不明显，或发生无痛性心肌梗死。

糖尿病心肌病

糖尿病心肌病是不能用高血压性心脏病、冠心病、心脏瓣膜病及其他心脏病变来解释的心脏病变。此病在代谢紊乱、微血管病变的基础上引发心肌广泛坏死，出现心功能异常，最终发展为心力衰竭、心律失常、心源性休克，甚至猝死。

糖尿病心脏自主神经病变

糖尿病心脏自主神经病变（DCAN）是由糖尿病引起支配心脏和血管的自主神经纤维病变，主要表现为静息心动过速、直立性低血压及无痛性心肌梗死

糖尿病心脏自主神经病变临床表现

①直立性低血压：糖尿病心脏自主神经病变患者收缩压会在直立后 2 分钟内下降 > 20mmHg，舒张压下降 ≥ 10mmHg，常表现为头重脚轻、眩晕、无力、疲乏、眼花、颈部疼痛等晕厥前症状。

②静息时心动过速：糖尿病心脏自主神经病变患者静息状态下心率约 100~130 次 / 分。

③无痛性心肌梗死：患者发生心肌梗死时可无明显胸闷、胸痛等表现，有可能出现非典型表现，如咳嗽、恶心、呕吐、疲劳等。

④猝死：有呼吸、心搏骤停等事件发生的可能。

07 糖尿病周围血管病变

糖尿病周围血管病主要分为微血管疾病和大血管疾病两大类。

①微血管病变在糖尿病患者中广泛存在，通常是微血栓的形成和微毛细血管通透性的改变，会导致糖尿病足的发生。

②大血管病变类似于动脉硬化，指从股动脉到腘动脉，乃至膝下动脉、足背动脉、足趾的趾动脉等血管的广泛硬化、坏死。

糖尿病周围血管病变症状

糖尿病周围血管病变表现为：①肢体皮温下降，足部发凉，上举后变苍白，下坠后发紫，静脉充盈迟缓，足背动脉搏动消失；②间歇性跛行；③静息痛。

间歇性跛行

间歇性跛行指行走一段距离后出现下肢疼痛、痉挛或无力，难以继续行走，休息几分钟后上述症状缓解，再继续行走一段距离后，又再次出现上述症状，表现为典型的"行走—疼痛—休息—缓解"的重复规律，每次行走的距离亦大致相等。

静息痛

静息痛是指静止状态下的肢体疼痛感，夜间更加明显。静息痛的发生，常提示病变及缺血的程度均已加重。不论是动脉或静脉病变，都可以造成静息痛，前者比后者疼痛更剧烈。

08 糖尿病视网膜病变

糖尿病视网膜病变（DR）是指以视网膜血管改变为病理特征，分为以下两大类。

①非增殖性糖尿病视网膜病变，其表现为：眼底出现微血管、出血斑、硬性渗出、棉絮斑、视网膜和黄斑水肿等；②增殖性糖尿病视网膜病变：视网膜有异常的新血管形成。

糖尿病视网膜病变症状

①早期可无症状，随着病情进展可出现不同程度的视力下降；②如有视网膜水肿可有闪光感；③如有眼底出血或视网膜剥离会出现视力突然丧失。

哪些人会发生糖尿病视网膜病变

所有糖尿病患者都有患糖尿病视网膜病变的危险，但年龄越大，糖尿病病程越长，糖尿病视网膜病变的发生率越高。① 30 岁以前诊断为糖尿病的患者 10 年后糖尿病视网膜病变约占 50%，而 30 岁后约占 90%；②糖尿病病程 5~10 年糖尿病视网膜病变发病率 20%~50%；病程 10 年以上糖尿病视网膜病变发病率为 69%~92%；③血糖经常控制不佳，伴有高血压、高血脂，已经出现肾脏并发症的患者亦是糖尿病视网膜病变的高危人群。

💡 糖尿病视网膜病变导致失明的情况多吗

多！糖尿病视网膜病变是欧美国家导致失明的第一大眼病。我国，在 2 型糖尿病成年患者中，大约有 20%~40% 出现糖尿病视网膜病变，8% 有严重视力丧失。

09 糖尿病肾病

糖尿病肾病（DN）即糖尿病肾小球硬化症，以尿白蛋白排泄率升高和进行性肾功能丧失为主要特征，是糖尿病最典型的微血管并发症之一。早期尿微量白蛋白逐渐进展到尿中出现蛋白。

💡 糖尿病肾病不只是肾小球病变，肾小管也存在病变

糖尿病肾病并不是只损伤肾小球，也会对肾小管有影响。糖尿病肾病早期表现为肾脏肥大，肾小球和肾小球基底膜增厚，随着病程的进展，可逐渐发展为肾小球细胞外基质进展性积聚，肾小管间质纤维化，最终发展为不可逆

的肾组织结构损害。

💡 糖尿病肾病分期及症状

临床上，根据患者的病情轻重可将糖尿病肾病分为五期。

Ⅰ期：肾小球高滤过期，该期以肾脏肥大和肾小球滤过（GFR）增加为特点，但这一病理改变过程是可逆的，尿微量白蛋白为阴性。

Ⅱ期：运动后微量白蛋白尿，此期肾小球已显示结构改变，主要表现为肾小球毛细血管基底膜增厚和系膜基质增加，肾小球滤过率 > 150ml/min 和尿白蛋白排泄率 < 30μg/min。

Ⅲ期：微量白蛋白尿期，尿白蛋白排泄率可持续在20~200μg/min 之间（正常人的微量白蛋白排泄率小于10μg/min），尿常规检查尿蛋白多为正常。此阶段患者肾小球滤过率大致正常，血压可轻度升高，是肾功能得以恢复的最后机会，若病情再向前发展，其肾功能便难以恢复正常了。

Ⅳ期：临床蛋白尿期，尿蛋白排泄率大于200μg/min或尿蛋白 > 0.5g/24h，此期血压升高，肾小球滤过率进行性下降，水肿较为严重，对利尿剂反应差。

Ⅴ期：尿毒症期，肾小球滤过率进行性下降，表现为持续蛋白尿、低蛋白血症、高血压、水肿等，可出现贫血、电解质紊乱、酸碱失调，最后出现尿毒症。此期患者常伴发增殖性视网膜病变。

💡 糖尿病肾病为什么会出现水肿

糖尿病肾病患者由于肾功能下降，肾小球滤过率下降，导致体内的水分和钠等物质长时间的留在体内，就会导致水肿。有的是颜面水肿，有的是全身，严重的甚至可出现胸水和腹水。

💡 糖尿病肾病和糖尿病视网膜病变的关系

①糖尿病肾病与糖尿病视网膜病变有共同病因及一些相同发病机制；②有些 2 型糖尿病患者有蛋白尿但不伴有视网膜病变，尿微量白蛋白和视网膜病变在 2 型糖尿病患者中不一致；③有些糖尿病患者有视网膜病变无肾脏损害，多见于 1 型糖尿病；④有糖尿病视网膜病变的患者发生糖尿病肾病的危险度为没有糖尿病视网膜病变患者的 5.54 倍。2 型糖尿病增殖型视网膜病变有蛋白尿者的比例是无视网膜病变有蛋白尿者的 3 倍。因此，糖尿病视网膜病变可预估糖尿病肾病的发生。反之，糖尿病肾病也可预估糖尿病视网膜病变的发生。

⑩ 糖尿病胃轻瘫

糖尿病胃轻瘫是指糖尿病引起的全胃肠道动力障碍，从而出现恶心、食后胃胀、不欲进食、呕吐等症状。

⑪ 糖尿病神经源性膀胱

糖尿病神经源性膀胱是指糖尿病患者自主神经尤其是副交感神经障碍所引起的排尿反射异常，膀胱功能障碍，表现为少腹胀痛，排尿乏力、排尿不尽、尿失禁及尿潴留等症状。

⑫ 糖尿病勃起功能障碍

糖尿病勃起功能障碍是指糖尿病代谢异常，引起男性阴茎不能勃起，或勃起不满意，不能进行性生活为特征的疾病，中医学称之为"阳痿"。糖尿病男性患者约有23%~60% 并发本病，比非糖尿病患者发病要早 10~15 年。

糖尿病勃起功能障碍的原因：可能与神经病变、血管病变及心理障碍有关。①随着病程的延长，阴茎的自主神经功能异常会引起勃起功能障碍；②糖尿病会使阴茎的血管反应性差，流入阴茎的血流量少，从而导致勃起功能障碍的发生；③焦虑、抑郁情绪也是引起勃起功能障碍的原因之一。

⑬ 足部无汗

足部无汗是指糖尿病患者出现皮肤干燥、皲裂等症状，这是自主神经病变使足部血流调节障碍及足部皮肤出汗和温度调节异常造成的。

⑭ 糖尿病周围神经病变

糖尿病性周围神经病变（DPN）是指在排除其他原因的情况下，糖尿病患者出现周围神经功能障碍相关的症状和体征，远端对称性多发神经病（DSPN）是最常见的糖尿病周围神经病变，约占糖尿病周围神经病变的75%。随着病程进展，30%~50%的糖尿病患者会发生糖尿病周围神经病变，其致残率高达46.6%。

💡 糖尿病患者手脚麻木小心周围神经病变

糖尿病手脚麻木首先要区分是单侧还是双侧，如果是单侧，可能是糖尿病合并有颈椎病、腰椎间盘突出或脑梗死；如果是双侧，很可能是糖尿病周围神经病变引起的。它以感觉神经受损最常见，多以对称性的手脚麻木为首发征兆，麻木感一般从手脚末端部位开始，逐渐向上发展。

💡 疼痛难耐也是糖尿病周围神经病变的表现

糖尿病患者出现疼痛难耐时可能是痛性糖尿病周围神经病变。有些患者表现为某处皮肤或肢体异常疼痛，似火烧、刀割一样疼痛，甚至有的患者形容如万蚁钻动的感觉，也有一些患者盖被子也会觉得压痛，甚至觉得无法忍受，一般改变体位不能缓解疼痛。

不惧疼痛寒热也可能是糖尿病周围神经病变

糖尿病周围神经病变严重时会出现感觉消失、对冷热痛或损伤性刺激毫无知觉，即保护性感觉丧失。例如：有的患者踩到像图钉那么尖的东西，而不感觉疼痛；也有的患者冬天用热水袋热敷或热水泡脚，结果皮肤被烫伤却不知道。这是因为患者感觉神经功能障碍，患者靠人体自然反射避开伤害的能力就已变差，所以糖尿病患者常受伤而不自知。

足部变形要警惕运动神经病变

有些患者足部出现畸形，或足弓变高，或足弓变平，脚趾关节向上变高，这些都是糖尿病周围神经病变中的运动神经出现了问题，会引起肢端营养不良，肌肉萎缩，屈肌和伸肌失去正常的牵引张力平衡，使骨头下陷造成趾间关节弯曲，跖趾关节弯曲形成弓形足、槌状趾、鸡爪趾等足部变形。

⑮ 糖尿病足

糖尿病足是指糖尿病患者由于周围神经病变、周围血管病病变、感染等导致的下肢感染、溃疡形成和（或）深部组织的损伤。糖尿病足分期从没有破损的 0 期到全足坏疽的 5 期，症状表现多种多样。

💡 糖尿病足的诱发因素

糖尿病周围神经病变、周围血管疾病和微循环障碍是糖尿病足发生的主要因素，可单独存在或与其他因素合并存在，其他因素如足部结构畸形、异常步态、鸡眼、胼胝、皮肤或趾甲畸形、外伤和感染也是糖尿病足发生的重要诱因。

💡 糖尿病足分期

糖尿病足有从 0 级到 5 级各种各样的临床表现，临床常用 wagner 分级法。

0 级：具有发生足部溃疡的危险因素，但是目前并没有溃疡出现；

1 级：表面溃疡，临床上并无感染出现；

2 级：较深的溃疡，常合并软组织炎症；

3 级：深度感染，伴有骨组织病变或脓肿；

4 级：局限性的坏疽（多见于趾、足跟或前足背）；

5 级：全足坏疽。

💡 临床常见的糖尿病足分类有哪些

①糖尿病足按照病理分为神经性溃疡、缺血性溃疡和混合性溃疡。

神经性溃疡：患者对温度、疼痛、压力等的保护性感觉减弱或小时，在有烫伤、异物、创伤等外界因素作用下，就会发生足部溃疡。

缺血性溃疡：单纯下肢血管缺血病变造成肢端坏疽，无神经病变。

混合性溃疡：这些患者同时有周围神经病变和周围血管病变，足背动脉搏动减弱或消失，足部发凉，可伴间歇性跛行或静息痛，足部有溃疡或坏疽形成。

②根据临床表现可分为干性坏疽、湿性坏疽和混合性坏疽。

干性坏疽：肢端动脉硬化、狭窄或动脉栓塞，血流突然中断，导致阻塞动脉供血的远端肢体相应区域发生缺血、坏死，出现干性坏疽，其坏疽的程度与血管阻塞的部位和程度有关。

湿性坏疽：由于肢端循环及微循环障碍，且常伴有周围神经病变，皮肤出现损伤感染化脓，局部红、肿、热、痛，严重者常伴有全身不适、毒血症或败血症等临床表现。

混合性坏疽：干、湿性坏疽的病灶同时发生在同一个肢端的不同部位，此类坏疽一般病情较重，溃烂部位多，面积大，常累及大部或全部肢端。感染严重时可有全身不适，体温及白细胞增高，发生毒血症或败血症。

💡 **夏科氏足**

糖尿病患者由于神经病变导致足及踝部以下关节发生的神经性关节病，临床表现为：①足部发红、肿胀、皮温升高，但不疼痛等炎症表现；②关节不稳定，出现正常关节不该有的活动方向，超长活动范围等；③常伴有皮肤破损；④中足塌陷，下沉，形成"弧底"等畸形特点。

16 糖尿病周围神经病变与糖尿病足的关系

①糖尿病周围神经病变感觉神经受伤之后，引起保护性反应减少；②自主神经病变导致皮肤排泌汗液减少，皮肤容易发生干燥和龟裂，从而产生皮肤的损伤；③运动神经受伤之后，脚的畸形非常容易发生，如爪形足或者是夏科氏关节。这些都会容易导致糖尿病足病变的进一步发生和发展。

17 糖尿病周围血管病变与糖尿病足的关系

糖尿病患者长期处于血糖较高的水平时，易引发外周动脉粥样硬化，局部组织缺血缺氧，血管腔内形成血栓，皮肤缺血而发生溃烂坏死。同时，长期血糖过高时，血管内皮细胞受到糖基化终末产物的伤害发生损伤，加剧动脉粥样硬化，下肢溃疡危险升高。糖尿病足的发病原因在于下肢血管病变导致血管硬化狭窄，血液供应受阻，神经病变使局部感觉减退，肢体对外界刺激的反应减小，足部易发生烫伤、磨损等物理损伤，加速糖尿病足的发生。

检查须知

（一）常用检查

01 "空腹"不是单纯的不吃早饭

空腹是指禁食水 8~12 小时，一般前一天 20 点以后就不能再进食水，且避免大运动量活动，而不是单纯的不吃早饭。

02 空腹血糖正常值

早晨采血前 8~12 小时内不进食任何食物然后所测的血糖值即为空腹血糖。正常人空腹血糖为 3.9~6.1mmol/L。

03 空腹血糖采血时间

虽然早晨采血前 8~12 小时是空腹血糖，但抽血的最好时间应该在清晨 6:00~8:00 采血，如果超过了这个时间，可能会出现因饥饿致血糖偏低，或低血糖后自身进行调整出现血糖升高，都不能真实地反应空腹血糖水平。

04 餐后 2 小时血糖

从进食第一口饭开始计算时间，在第 2 个小时测定的血糖值就是餐后 2 小时血糖。正常人餐后 2 小时血糖在 7.8mmol/L 以下。查餐后 2 小时血糖时要 30 分钟进餐完毕，和平时一样要吃降糖药或打胰岛素。

05 如何正确测手指血糖

①最好选择无名指作为采血手指；②揉搓采血手指或甩甩手让血液充盈；③用 75% 的乙醇消毒；④待乙醇挥发后，以 60°~80° 角度针刺手指侧面；⑤弃去第一滴血，将第二滴血滴在血糖试纸上；⑥用干棉签轻压手指止血；⑦读取数值。

注意针刺后不要用力挤压手指，以免周围组织液对血液造成稀释，从而使得血糖测试结果比实际偏低。

06 空腹血糖、餐后血糖孰轻孰重

都很重要！（1）两者的关系：①餐后血糖是在空腹血糖基础上的"水涨船高、水落船低"；②均是糖尿病的诊断依据；③均是糖尿病病情的监测指标；④均是糖尿病患者治疗和调整药物的依据。（2）对糖化血红蛋白均有一定的贡献（具体见"糖化血红蛋白与空腹血糖、餐后血糖的关系"）。（3）对并发症的影响：两者均是糖尿病并发症的危险因素，严格控制空腹、餐后血糖将会降低并发症的发生。

07 糖化血红蛋白

糖化血红蛋白（HbA1c）是血糖和血红蛋白结合的产物，这种结合不可逆；它反映的是 2~3 个月的平均血糖水平，正常值为 4%~6%；HbA1c ≥ 6.5% 时考虑为糖尿病。

08 检测糖化血红蛋白不需空腹

糖化血红蛋白不用空腹抽血。糖化血红蛋白反映的是 2~3 个月的平均血糖水平，不受进食的影响，什么时间化验都可以，现在有末梢血的检测更为方便。

09 糖化血红蛋白与空腹血糖、餐后血糖的关系

当 HbA1c < 7.3% 时，餐后血糖对糖化血红蛋白水平影响较大；当 HbA1c 在 7.3%~8.4% 之间时，空腹和餐后血糖对糖化血红蛋白的贡献差不多；当 HbA1c > 8.5% 时，空腹血糖的作用则显得更大一些。三者的控制目标（理想目标）是：①年轻人：空腹血糖 < 6.0mmol/L，餐后血糖 < 8.0mmol/L，糖化血红蛋白 < 7%；②老年人（≥ 70 岁）：空腹血糖 ≤ 7.0mmol/L，餐后血糖 ≤ 10mmol/L，糖化血红蛋白 ≤ 8.5%。

10 如何做口服葡萄糖耐量试验

口服葡萄糖耐量试验（OGTT 试验）：①受试者空腹 8~10 小时后在晨起 6~8 时进行；②将 75g 无水葡萄糖溶解于 250ml 水中；③采集空腹静脉血，然后口服准备好的糖水，要求 5 分钟内喝完；④在喝第一口糖水时开始计时，分别采集 0.5 小时、1 小时、2 小时、3 小时的静脉血；⑤血标本应立即送检。

11 口服葡萄糖耐量试验注意事项

①试验前 3 天，每天主食量不能少于 200~300g，否则可使糖耐量减低而出现假阳性；②试验前应禁食 10~16 小时，可以喝水，但从试验前一天到试验结束禁止喝咖啡、喝茶、饮酒和抽烟；③试验前及试验开始后避免剧烈体力活动，并避免精神刺激；④应停用可能影响血糖的药物一段时间，如影响血糖测定的利尿剂、糖皮质激素以及口服避孕药等，在试验前应至少停用 3~4 天。

12 哪些患者应该做口服葡萄糖耐量试验

通常有以下情况时应进行口服葡萄糖耐量试验检查：①血糖升高但未达到糖尿病标准者；②有产出巨大胎儿（通常超过 4.1kg），或死产病史，或有妊娠糖尿病史者；

③有糖尿病家族史，出现糖尿病症状，但空腹血糖正常者；④既往有过糖耐量试验异常或空腹血糖受损需复查者；⑤需要判断胰岛 β 细胞功能者（需同时做 C 肽释放试验）。

⑬ 胰岛功能测定

糖尿病是由于体内胰岛素的绝对或相对缺乏引起的，要想知道自己胰岛功能怎么样，胰岛素水平如何，需要通过血胰岛素或 C 肽测定进行了解。

胰岛素测定：可以判定糖尿病类型是 1 型还是 2 型。主要适用于没有使用胰岛素治疗的患者，可在空腹及餐后 2 小时抽血进行测定。

C 肽测定：C 肽是胰岛素原变成胰岛素时脱落的一个分子，性质稳定，所以测定血中 C 肽水平可以反映血中内生胰岛素的水平，进而反映胰岛素的功能。接受胰岛素治疗的糖尿病患者，如果检查血中的胰岛素水平来评价机体产生胰岛素的能力，显然要受到注射胰岛素的影响，导致结果不准确。此时通过 C 肽检查能很好地解决这一问题。

⑭ 尿糖

尿糖，就是尿里的葡萄糖。当血糖超过 8.9~10mmol/L 时，就可能在尿中检测出尿葡萄糖。但是，并不是所有出现尿糖都是糖尿病引起的。糖尿病的诊断也不以尿糖为诊断标准。

⑮ 肾糖阈

肾糖阈是肾小管重吸收原尿中葡萄糖的最大量，表现为尿中刚刚开始出现葡萄糖时测得的血糖水平，一般波动在 8.9~10.0mmol/L。每个人的肾糖阈不一样，当尿中出现葡萄糖时，需要测定肾糖阈。

⑯ 尿酮体

①尿酮体是尿常规检查中的一项指标，是体内脂肪代谢的中间产物，包括丙酮、乙酰乙酸和 β 羟丁酸；②饥饿、糖尿病或某些药物干扰都可以引起尿酮体的出现；③尿酮体中的丙酮和乙酰乙酸都具有挥发性，乙酰乙酸更易受热分解成丙酮；另外尿液被细菌污染后酮体会消失，因此尿液必须新鲜，及时送检，以免因酮体的挥发或分解出现假阴性结果或结果偏低。

⑰ 尿蛋白

尿蛋白又称蛋白尿，是指用化学检验法检测出尿液中含有的蛋白质，正常人尿液中仅含有微量的蛋白质，当蛋白超过 100mg/L 或蛋白定性试验呈阳性称为蛋白尿。尿蛋白是尿常规的重要检查项目之一，对肾脏疾病的诊断具有重要意义。

⑱ 尿微量白蛋白／尿肌酐的比值（ACR）

①测定尿微量白蛋白和尿肌酐，计算其比值，就是 ACR；②正常情况下 ACR < 30mg/g，ACR 在 30~300mg/g 之间，提示存在微量白蛋白尿超标；若 ACR > 300mg/g，提示存在显著的蛋白尿；③糖尿病肾病早期诊断的指征；④推荐查晨尿；⑤ 3~6 月查 3 次 ACR，2 次异常才能认为存在蛋白尿。

⑲ 尿常规需留中段尿

清洁中段尿是指在留取小便标本时，要先排出约 1/3 尿液，将尿道冲洗干净，然后再留取尿液送检，减少尿道或尿道口不洁净对化验的影响，整个留尿过程是持续性的，不能中断。

⑳ 24 小时尿如何留取

检测 24 小时尿蛋白定量，需留取 24 小时尿液，具体方法如下。

①选用带盖的塑料桶或大的矿泉水瓶，容量在 4000ml 左右，清洁容器后放置在常温的卫生间或阴凉处。

②早晨 7 点起床后将第一次尿液丢弃，收集此后到第二天早晨 7 点所有尿液，装入尿容器中。

③用带刻度的量杯，量取 24 小时的尿液，记录 24 小时的尿量。

④用搅拌棒把 24 小时的尿液混匀，取 50~100ml 送检。

21 需要空腹抽血的项目有哪些

空腹是指禁食水 8~12 小时，一般抽血前一天的 20 点以后就不能再进食水，且避免大量活动。肝功能、肾功能、血脂、电解质、血糖、空腹胰岛素等检查需要空腹抽血。

22 眼底检查前后注意事项

①检查前需要散瞳，散瞳眼药水可能会引起眼睛短暂性刺痛，属于正常现象不用紧张；②有任何药物过敏者请一定提前告知医护人员；③点眼药水后轻压内眼角数分钟，闭眼休息，糖尿病患者散瞳时间较长请耐心等待；④瞳孔放大后会有暂时性视力模糊、怕光、看不清东西等现象，不要害怕，一般 4~6 小时后可恢复；⑤检查完后一定要注意不要开车或骑车回家；⑥检查完后要用太阳镜、遮阳伞或帽子遮光保护眼睛。

23 糖尿病患者行冠脉造影时需停用二甲双胍48小时

二甲双胍作为治疗糖尿病的一线基础用药，本身并不伤肾，与造影剂也无相互作用，但在糖尿病患者造影检查前需停用48小时以上。这是因为：①二甲双胍降血糖的同时会造成乳酸在体内堆积，当肾功能下降时其清除乳酸的能力变差，容易引起乳酸性酸中毒；②二甲双胍主要经肾脏排泄出体外，如果造影剂肾病发生会导致二甲双胍不易排出，这会进一步加重乳酸性酸中毒。

24 造影一定要水化

造影水化的目的是为了减少造影剂对肾脏的损害、维持患者的电解质平衡，防止低血容量状态，根据患者的肾功能和液体平衡需求，分别进行预水化、术中水化和术后水化。①预水化：在造影术前12小时开始，并持续到手术开始，静脉滴注0.9%氯化钠溶液，推荐剂量为每小时1ml/kg；②造影剂手术开始到结束这段时间，静脉滴注0.9%氯化钠溶液，推荐剂量为每小时0.5~1ml/kg；③术后持续至24小时，静脉滴注0.9%氯化钠溶液，推荐剂量为每小时0.5~1ml/kg。

25 CT 检查时应摘掉身上金属制品

CT 是通过射线穿透人体不同的组织，再通过衰减、探测器接收以后，最终通过计算机重建产生的图像。因为金属和人体组织的密度差比较大，佩戴金属饰物如金银项链、有钢托的胸罩等会掩盖金属下面人体组织的显影，不能准确反映病情，所以检查时需去除所有的金属饰物。

26 安起搏器、放支架术后不能做核磁

当患者身体里有金属物质，比如骨钉、金属假牙、金属股骨头、心脏起搏器，以及血管手术后留有金属夹、冠状动脉金属支架者，或食管、前列腺、胆道进行金属支架手术者，均不能做核磁共振检查，因为在核磁共振检查室内存在非常强大的磁场，金属会受强大磁场的吸引而移动，可能产生严重后果以致生命危险。

27 足部畸形要做哪些检查

糖尿病患者足部畸形是糖尿病足部溃疡形成的高危因素，临床上可通过做 X 线、CT、MRI 检查来进行评价。①X 线用来评价骨折、骨溶解/骨破坏、脱位、半脱位和足踝部骨性结构改变的情况；②CT 对于皮质骨

的细节和改变效果评价较佳，如评估术后骨折或融合的愈合情况。此外，CT 还可用于评估软组织疾病，如脓肿；③ MRI 对于各种原因造成的软组织和骨组织改变都非常敏感，如应力骨折、脓肿、骨髓炎或神经性关节病变等。

（二）相关检查

28 血脂

血脂包括总胆固醇（CHO）、甘油三酯（TG）、低密度脂蛋白胆固醇（LDL-C）和高密度脂蛋白胆固醇（HDL-C），为及时发现并纠正糖尿病患者血脂代谢紊乱，避免冠心病的发生，糖尿病患者要定期检查血脂，每半年／一年查 1 次。一般来说，糖尿病患者的血脂控制目标为：CHO < 4.5mmol/L，TG < 1.7mmol/L，HDL-C：男性 > 1.0mmol/L，女性 > 1.3mmol/L，LDL-C：未合并冠心病患者 < 2.6mmol/L，合并冠心病患者 < 1.8mmol/L。

29 肝功能

肝功能检查包括谷丙转氨酶、谷草转氨酶、总胆红素、间接胆红素、总蛋白、白蛋白等的检查。

①谷丙转氨酶（ALT）：正常值参考范围：0~40U/L，谷丙转氨酶升高见于慢性肝炎、肝硬化、脂肪肝、肝癌等。

②谷草转氨酶（AST）：正常值参考范围：0~40U/L，谷草转氨酶升高见于急性心肌梗死、外伤、肝癌、剧烈运动后等。

③总胆红素（TBILI）：正常值参考范围：1.7~17.0μmol/L，总胆红素升高见于药物或酒精性肝炎、病毒性肝炎、溶血性黄疸等。

④直接胆红素（DBILI）：正常值参考范围：1.7~7.0μmol/L，直接胆红素升高见于胆道梗阻、药物或酒精性肝炎、病毒性肝炎、溶血性黄疸等。

⑤间接胆红素（IBILI）：正常值参考范围：1.7~13.7μmol/L，间接胆红素升高见于溶血性黄疸。

⑥总蛋白（TP）：正常值参考范围：60~85g/L，总蛋白降低见于慢性肝炎、肝硬化、慢性肾功能衰竭。

⑦白蛋白（ALB）正常值参考范围：40~55g/L，白蛋白降低见于慢性肝炎、肝硬化、慢性肾功能衰竭。

在糖尿病的治疗过程中要定期监测肝功能，以了解药物是否对肝脏有影响。肝功能正常的患者平均每半年到1年监测1次，如果肝功能不正常，就要增加肝功能测定的次数。

30 肾功能

肾功能检查包括血肌酐、尿素氮、血尿酸的检查。

① 血肌酐（SCr）：正常值参考范围：男性 53~106μmol/L，女性 44~97μmol/L。血肌酐升高见于急性肾功能衰竭、慢性肾功能衰竭等。

② 尿素氮（BUN）：正常值参考范围：3.2~7.1mmol/L。尿素氮升高见于急性肾功能衰竭、慢性肾功能衰竭等。

③ 血尿酸（UA）：正常值参考范围：男性 150~420mmol/L，女性 90~357mmol/L，血尿酸升高见于高尿酸血症、痛风、慢性肾功能衰竭等。

31 心电图

糖尿病患者心肌梗死的发生率明显高于非糖尿病患者，有时会出现无痛性心肌梗死，由于不能及时识别，会延误治疗，因此，要定期常规检查心电图以了解冠状动脉供血情况。一般宜 1~3 个月查一次，若病情稳定，可半年查 1 次。

32 24 小时动态心电图

动态心电图又称 holter，是记录患者 24 小时动态心电图的一项检查。一些阵发性的胸闷、胸痛或心悸症状，特别是发作时间短暂，普通的心电图无法捕捉到症状发作时的心电变化，而动态心电图的持续性记录就有可能记录到症状发作时的心电图。

33 持续性胸痛查一查心肌酶谱

当患者出现持续性胸痛，应查一下心肌酶谱，因为心肌酶谱对判断梗死发生的时间、部位、面积均有一定的价值，其中，肌酸激酶同工酶（CK-MB）是急性心肌梗死诊断的"金标准"。

34 突发头晕头疼、肢体麻木不利要做头颅核磁

糖尿病患者中约有 20%~40% 合并脑血管病，其中88% 为脑梗死。当糖尿病患者出现突发头晕头疼，肢体麻木或活动不利，吐字不清或突然自觉眼前一片黑蒙等症状时，有可能是脑梗死，所以有必要做头颅核磁以明确诊断。

35 经颅多普勒

经颅多普勒脑血管检查是一种早期发现脑血管病变的超声技术。当糖尿病患者还未发生脑血管病，或者刚刚发病之时，做经颅多普勒脑血管检查，能报告出脑血管病变的部位、程度、预后等，使患者在第一时间得到正确的治疗。

36 糖尿病患者出现夜尿增多应查肾功能

夜尿增多指的是在正常饮水的情况下（排除睡前大量饮水），晚上小便次数多和尿量多，即夜尿次数大于 4 次或夜尿总量大于全日尿量的 1/3 以上。糖尿病患者出现夜尿增多提示肾脏出现病变，需检查肾功能、肾小球滤过率，以判断病情轻重程度，从而早期干预和治疗。

37 B 超检查膀胱残余尿量

膀胱残余尿量指的是患者排尿以后膀胱内剩余尿量，正常人残余尿量为 0~10ml 左右。糖尿病神经源性膀胱病变时排尿后残余尿量＞50ml，提示膀胱逼尿肌失代偿，可以使患者出现排尿困难、尿潴留和尿失禁，是导致反复泌尿系感染、肾功能衰竭的重要因素。B 超检查膀胱残余尿量对于早期发现糖尿病神经源性膀胱尤为重要，测定方法简单、经济、安全易被接受，不引起尿路感染。

38 下肢血管 B 超

下肢血管超声可以判断血管壁是否有斑块，管腔内是否有血栓、狭窄，血流是否通畅，还能够描记血流波形，根据波形形态和血液流速判断血管阻塞的程度，是检查糖尿病动脉血管最常用和必需的检查之一。

39 下肢血管造影

下肢动脉造影检查较其他检查方法能够更早地、更准确地了解糖尿病患者下肢动脉血管的通畅情况，是诊断下肢动脉闭塞性血管病变的金标准，当出现间歇性跛行、静息痛或下肢坏疽时做此项检查可以进一步明确血管情况。

40 10g 尼龙丝试验

10g 尼龙丝试验（塞姆斯塞温斯坦单丝测验）常被用于糖尿病周围神经病变检查。因为其检测患者周围神经感觉功能异常情况，特异度高，操作简单，适合用于糖尿病周围神经病变的筛查，可对该病早期诊断，及早发现并采取干预治疗。

10g 尼龙丝试验方法：①用尼龙丝在患者的手腕上进行测试，让患者了解检查的目的性，检查时不要让患者看见检查过程；②选择检查测试点：大脚趾趾腹、足底第一、第三跖骨处（避开有溃疡、胼胝、伤疤和坏死组织的部位）；③将尼龙丝垂直于测试点的皮肤表面，用力使尼龙丝弯曲，从尼龙丝靠近、接触皮肤、移去整个过程应大约持续 2 秒钟左右；④当用力压弯尼龙丝时，问患者是否有触压感并记录双脚各测试点的结果。

㊶ 皮肤交感反应测定

皮肤交感反应（SSR）测定能对自主神经功能损害进行评价并发现无临床症状或症状轻微的糖尿病周围神经病变，检测易操作、无创伤、可重复性好，具有较高的敏感性，结果与临床相关性较好，可以使糖尿病周围神经病患者得到及时的诊断及治疗。

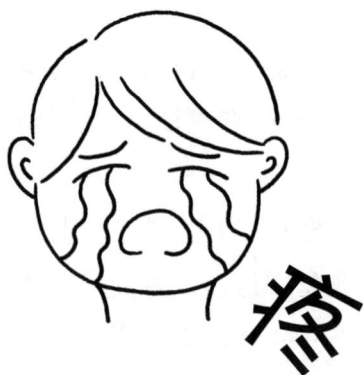

42 五项检查方法及注意事项

临床中常用踝反射、针刺痛觉、振动觉、压力觉、温度觉等5项检查来筛查糖尿病周围神经病（DPN）。检查时应注意以下内容：①双侧都要检查，除踝反射同时减弱或消失才可判断为阳性外，其余四项感觉只要单侧异常或缺失就可判断为阳性；②检查环境安静、舒适、温度适宜（25℃左右）；③注意避开胼胝、溃疡、疤痕和坏死组织等部位；④检查前先检查患者的正常感觉/反射部位作为参照；不要让患者看到或听到筛查仪器，以免对患者判断造成主观干扰。

43 眼科检查很必要

糖尿病患者应每年到眼科做一次检查，包括眼底检查、眼底荧光血管造影及眼科B超，以便及早发现糖尿病患者视网膜有无出血、血管瘤或渗出、视网膜裂孔等情况。

44 眼底检查

眼底检查是糖尿病视网膜病变最简单也最常用的一项检查，也是诊断糖尿病性视网膜病变的主要手段。①糖尿病患者应至少每年查1次眼底；②非增殖性糖尿病视网膜病变 4~6 个月查 1 次眼底；③糖尿病视网膜病变增殖前期，1~2 个月查 1 次眼底；③增殖性糖尿病视网膜病变，2 周 ~1 个月查 1 次眼底。

45 眼底荧光血管造影检查

眼底荧光血管造影是通过将荧光素静脉注入患者血液，借助滤光片收集荧光素在患者眼内循环中所形成的荧光信号，进而记录患者眼底的动态变化。相比普通的眼底检查，眼底荧光血管造影检查对糖尿病视网膜病变的检出率更高，并能对病变程度进行准确分期，及时发现增殖前糖尿病视网膜病变，从而为治疗提供重要依据。

46 眼科 B 超

当糖尿病视网膜病变发生玻璃体积血时，眼底检查、荧光血管造影检查都无法对视网膜情况进行评估，而眼科 B 超可以判断眼底有无新生血管、有无视网膜脱离，对于继续保守治疗还是及早手术具有很大的参考价值。

糖尿病治疗的
"五驾马车"

糖尿病患者的健康教育、血糖监测、饮食疗法、运动疗法和药物疗法就是我们说的"五驾马车"，驾驭好五匹马需要技巧和方法。

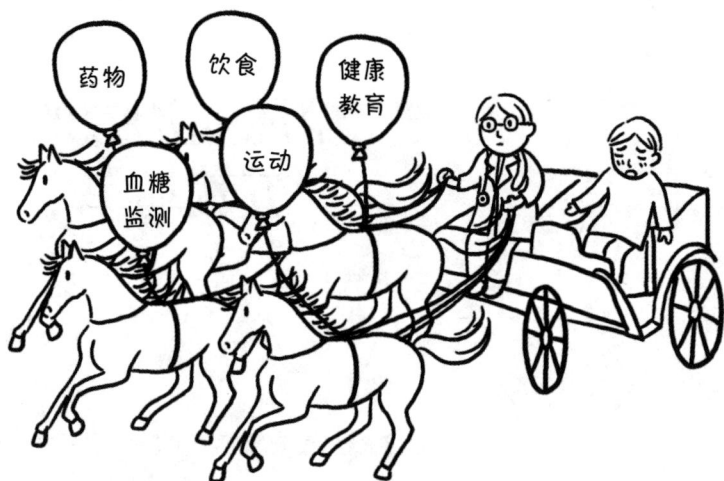

（一）糖尿病健康教育

01 糖尿病教育是糖尿病治疗的第一处方

健康教育是糖尿病治疗成功的基础和关键，包括以下内容：①了解糖尿病知识及其危害；②接受疾病，乐观对待；③掌握饮食、运动原则；④用药遵医嘱，掌握注意事项，不擅自停药或增加药量；⑤掌握血糖监测的时间和注意事项；⑥学会识别低血糖及简单处理；⑦预防糖尿病足，经常检查双足，穿合适鞋袜；⑧多参加医院组织的健康教育大讲堂活动。

02 以乐观的态度对待疾病

保持乐观的心态和良好的情绪对于稳定血糖有非常重要的积极作用。既来之、则安之，以积极的态度认真对待疾病，在医生的指导下，正确认识糖尿病，了解自己病情程度，坚持按时服药，合理安排饮食，饭后体育锻炼，定期监测血糖，从而摸索并掌握最适合自己的饮食、运动规律，拥有战胜糖尿病的信心和毅力，乐观认真地对待并照料好它，从而达到有效控制和防治糖尿病的目的。

03 未病先防，既病防变

"未病先防，既病防变"是一种预防思想，早在两千多年以前《黄帝内经》中就有记载："圣人不治已病治未病，不治已乱治未乱"，一是强调养生，预防疾病的发生；二是得病之后，早发现、早诊断、早治疗，及时控制疾病的发展或加重。"未病先防"就是要让还未得糖尿病的人群充分认识糖尿病，普及糖尿病预防知识，从而远离糖尿病；"既病防变"就是要使糖尿病早期的患者延缓进入糖尿病期，防止或延缓糖尿病患者出现并发症。

（二）血糖监测

04 监测血糖的方法

常用的血糖监测方法为 7 点法：三餐前＋三餐后 2 小时＋睡前；空腹血糖高时测清晨 3 时血糖。

影响血糖监测的情况：①严重贫血、水肿、末梢循环不良等均影响结果；②某些药物如对乙酰氨基酚、甘露醇、维生素 C、多巴胺等对快速血糖值存在干扰；③当血糖出现危急值＞ 25mmol/L 或＜ 3.9mmol/L 时，应及时就医。

05 监测各时间点血糖的意义

①空腹血糖：用药初期观察和反应药物疗效的重要指标。

②餐前血糖：指午餐前或晚餐前血糖，用于指导患者调整进食量和餐前胰岛素以及口服降糖药的用量，有助于发现无症状及医源性低血糖。

③餐后 2 小时血糖：反映药物及饮食治疗情况。

④睡前血糖：通常指晚上 10 时左右的血糖，可以判断药物治疗效果及睡前是否需要加餐，指导夜间用药从而

预防夜间低血糖的发生。

⑤夜间血糖：指凌晨 2~3 点的血糖，用于了解有无夜间低血糖，有助于鉴别空腹高血糖的原因，究竟是"黎明现象"还是"索莫吉反应"，从而指导用药。

⑥随机血糖：指除了指定血糖监测时间外的任意时间血糖，便于随时捕捉特殊情况下的血糖变化。

06 糖尿病的"黎明现象"

"黎明现象"是指糖尿病患者在夜间血糖控制尚可，且平稳，但清晨出现高血糖状态。

07 清晨高血糖都是"黎明现象"吗

出现清晨高血糖，要先辨明血糖升高的原因：①晚餐进食过多，睡前血糖升高；②睡前加餐；③降糖药或晚餐胰岛素用量不够；④糖尿病患者服用降糖药物过量时，可在夜间出现低血糖。排除了上述情况才能明确"黎明现象"。

08 索莫吉反应

索莫吉反应是指午夜低血糖后出现早晨高血糖的现象。胰岛素使用过量、没有按时加餐、过多地进行体力活动等是糖尿病患者出现索莫吉反应的常见原因。

09 监测血糖的频率

患者要学会依据自身情况确定血糖监测频率并注意特定时间的血糖监测，做到科学有效地监测血糖，减少血糖监测成本。下面的表格供参考（表4-1）。

表4-1　不同情况下的血糖监测频率

自身情况	血糖监测频率
血糖未达标	每天监测7次
病情危重（合并酮症酸中毒、严重低血糖、感染等急性并发症）	每天监测7次＋即时血糖
病情稳定或血糖已达标	1~2周监测1天7次血糖
出现低血糖时	及时测血糖
运动前后	及时测血糖

10 良好的血糖监测记录包括哪些内容

良好的血糖监测记录包括血糖值、饮食、运动、药物、血压等，其中饮食记录要计入所有吃的食物，以下是血糖监测记录表模板，供参考，也可以加入体重、特殊时间血糖值等，详见下表（表4-2）。

表4-2　血糖监测记录表

时间	血糖值	饮食	运动	药物	血压
空腹					
早餐后2小时					
午餐前后半小时					

时间	血糖值	饮食	运动	药物	血压
午餐后 2 小时					
晚餐前后半小时					
晚餐后 2 小时					
睡前					
凌晨					

⑪ 学会用好吕仁和教授的"三自如意表"

吕仁和教授的"三自如意表"是指自查、自找、自调。①自查：自己查血糖，并记录饮食，情绪，有无感冒、感染等情况；②自找：自己根据记录情况查找自己血糖升高的原因；③自调：自己调整降糖药物以外的如情志、饮食、运动、各种感染等情况，反复此过程，则能自如的掌握血糖调节的方法。

（三）饮食治疗

对于糖尿病患者而言，饮食治疗是最重要的治疗措施，它贯穿于整个糖尿病的治疗过程，是糖尿病综合治疗的基础。

12 什么是热量

热量是指在热力系统与外界之间依靠温差传递的能量，单位为卡路里（简称"卡"，1cal=4.18585J）。人体的一切生命活动都需要热量，而这些热量主要来源于食物，由糖类、脂肪、蛋白质共同供给。

13 饮食的营养成分有几种

动、植物性食物中所含的营养成分有糖类、脂肪、蛋白质、矿物质、维生素和水，其中糖类、脂肪、蛋白质可产生热量，被称为"三大营养素"，后三类也是人体营养必需的，但不产生热量。

14 三大营养素

糖类：是机体的构成成分，具有贮存和提供能量，增加粪便体积，促进胃肠蠕动等作用。不同种类的糖类来源不同：果糖来自水果、蜂蜜等；蔗糖来自甘蔗、甜类、蜂蜜等；乳糖来自奶及奶制品等；海藻糖来自食用蘑菇等；淀粉来自薯类、豆类、谷类；纤维素包含在所有植物（如小麦制品等）中；半纤维素来自小麦、黑麦、大米、蔬菜等。

蛋白质：是构成人体组织、器官和细胞的重要成分，是人体生命的物质基础，广泛存在于动、植物性食物之中，如肉、蛋、奶、豆类等食物，动物性蛋白质质量好，植物性蛋白质利用率较低。

脂类：①脂肪具有维持正常体温，保护体内器官，构成细胞膜，参与胆固醇的代谢等作用，主要来源动物脂肪和植物油；②磷脂具有提供热能，构成细胞膜，帮助脂肪的吸收、转运和代谢等作用，主要来源于蛋黄、动物肝脏、大豆、麦胚、花生等；③固醇类具有构成细胞膜，合成人体重要的活性物质等作用，主要来自于动物脑、肝、肾、蛋类、肉类、奶类等。

15 如何确定糖尿病患者每日饮食总热量

糖尿病患者摄入的每日总热量既需要严格的控制，又需要根据实际情况调整，下面是总热量的计算方法。

①计算您的理想体重

理想体重（kg）＝身高（cm）–105

②根据实际体重估算您的体型

正常：理想体重 ±10% 之间

肥胖：＞理想体重 20% 以上

消瘦：＜理想体重 20% 以上

③根据体型和劳动强度算出日每千克理想体重所需热量

每日所需要的总热量（kcal）＝理想体重（kg）×
每千克体重所需要的热量（kcal）

结果见下表（表4-3）。

表4-3　不同体力劳动的热量需求表

劳动强度	举例	热量［kcal/（kg·d）］		
		消瘦	正常	肥胖
卧床休息	—	20~25	15~20	15
轻体力劳动者	办公室职员、教师、售货员、简单家务	35	30	20~25
中体力劳动者	学生、司机、外科医生、体育教师、一般农活	40	35	30
重体力劳动者	建筑工、搬运工、冶炼者、重的农活、运动员	45	40	35

举例：杨先生，40岁，从事办公室工作，身高170cm，体重为80kg。

杨先生的理想体重为：170-105=65kg，体型为（80-65）/ 65×100%=23%属于肥胖，从表4-3中看出杨先生每千克体重所需的热量为20~25kcal，那么杨先生每日所需的总热量就计算出来了，即：65×（20~25）=1300~1625kcal。

16 三大营养素占总热量的比例

糖尿病患者要控制总热量，即糖类、脂肪和蛋白质三大营养素的量。在总量控制的前提下，还要保持糖类、脂肪和蛋白质之间合适的比例关系。大家可参考表 4-4。

表 4-4　三大营养素比例

三大营养素	举例	占总热量	每克产热（kcal）
糖类	谷类、根茎类（米、面、薯类）等	50%~60%	4
蛋白质类	蛋、肉、禽、鱼、虾、豆、乳制品等	15%~20%	4
脂肪类	植物油、肉、禽、花生、核桃、瓜子等坚果	25%~30%	9

17 谷薯类是能量的主要来源

谷类、薯类和杂豆是日常膳食中能量的主要来源，每天应该吃 250~400g；粗细搭配，多样化选择，适量选择全谷类制品；需要注意土豆、山药、红薯、南瓜等食物含淀粉较高，可以用来代替主食，换句话说就是如果菜里含这些食物，主食量就应该相应地减少。

18 食物交换份法

所谓食物交换份就是将平常吃到的食物分成 4 大类（8 小类），各类食物同等热卡（90kcal）的重量即为 1 份，也就是说每份食物都是提供 90kcal 热量，以便交换使用；同类食物之间可选择互换，非同类食物之间不得互换（表4-5）。

表 4–5 4 大类（8 小类）食物表

4 大类	8 小类
谷薯类	谷薯类
蔬果类	蔬菜类、水果类
肉蛋奶类	大豆类、奶类、肉蛋类
油脂类	坚果类、油脂类

⑲ 计算每日所需的食物交换份

我们还以上面的杨先生为例，根据热量计算出三大营养素所需量。糖类每日所需份数为（1300~1625）× 50%÷90=（7.2~9）份；蛋白质每日所需份数为（1300~1625）×20%÷90=（2.9~3.6）份；脂肪每日所需份数为（1300~1625）×30%÷90=（4.3~5.4）份；每日所需的食物交换份则为（7.2+2.9+4.3~9+3.6+5.4）=14~18 份，可选择 16 份。

那么以 16 份为例，杨先生各类食物的份数分配如下。

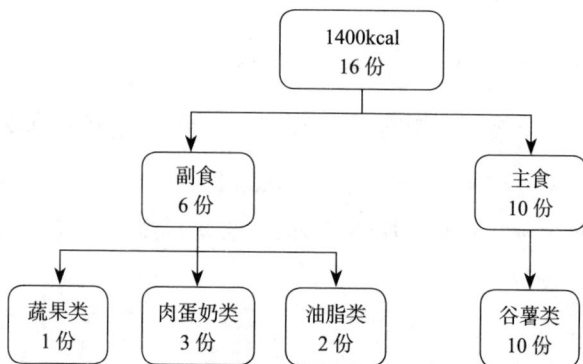

```
          ┌────────────┐
          │ 1400kcal   │
          │   16 份     │
          └─────┬──────┘
        ┌───────┴────────┐
   ┌────┴───┐        ┌────┴───┐
   │ 副食    │        │ 主食    │
   │  6 份   │        │ 10 份   │
   └──┬─────┘        └────┬───┘
  ┌───┼────┬───┐          │
┌─┴─┐┌┴──┐┌┴──┐       ┌──┴──┐
│蔬果││肉蛋││油脂│      │谷薯类│
│类 ││奶类││类 │      │10 份 │
│1份││3份││2份│      └─────┘
└──┘└──┘└──┘
```

20 合理分配一日三餐

将每日计算出的总热量合理分配到一日三餐中，可以是早餐、中餐、晚餐各占 1/3，也可以是早餐 1/5、中餐 2/5、晚餐 2/5。

以杨先生每日 1400kcal 热量，早、中、晚各占 1/3 举例（表 4-6）。

表 4-6 杨先生一日三餐热量分配表

食谱内容	食物交换份	早餐		午餐		晚餐	
		份	重量（g）	份	重量（g）	份	重量（g）
谷薯类	10	3	75	4	100	3	75
蔬果类	1	0	0	0.5	250	0.5	250
肉蛋奶类	3	1	50	1	50	1	50
油脂类	2	0.5	5	1	10	0.5	5

注：植物油 1 份（1 汤匙）=10g

21 一日食谱简介

继续以杨先生每日 1400kcal 热量，折合食物是谷薯类 250g（8 份），肉蛋奶类 150g（3 份）、蔬果类 500g（1 份）、油脂类 20g（2 份），一日三餐早、中、晚各占 1/3 举例。

早餐：主食 75g（3 份）、肉蛋奶类 50g（1 份）；

午餐：主食 100g（4 份）、肉蛋奶类 50g（1 份）、蔬果类250g（0.5份）、油脂类10g（1份）；

晚餐：主食75g（3份），肉蛋奶类50g（1份）、蔬果类250g（0.5份）、油脂类10g（1份）。具体见表4-7，也可用食物交换份法换成其他食物。

表4-7　杨先生一日食谱举例

食谱内容	早餐	午餐	晚餐
谷薯类	3份（咸面包片75g）	4份（生米100g）	3份（米粉75g）
蔬果类	0份	0.5份（大白菜250g）	0.5份（白萝卜250g）
肉蛋奶类	1份（约鸡蛋一个45g、鲜牛奶250g）	1份（瘦肉50g）	1份（鱼肉50g）
油脂类	0份	1份（豆油1汤匙）	1份（花生油1汤匙）

注：植物油1份（1汤匙）=10g

22 主食类如何进行交换

按照食物交换份法将主食类食物进行分类，确定每类主食"份"的重量，即生食25g。如25g大米可以和25g荞麦面交换，也可以和25g油条（熟）或25g面粉交换；35g烧饼、窝头、生面条，100g马铃薯，150g湿粉皮，200g鲜玉米相当于25g大米的热量和营养成分，其差别是烧饼、窝头、生面条、马铃薯、湿粉皮、鲜玉米含有水分。

下表（表4-8）举出了一些主食"份"的例子，您可从下表中自由选择，主食可吃多种花样。

表 4-8　主食类食品的能量等值交换份表（每份）

食品名称	重量（g）	食品名称	重量（g）
大米、小米、糯米、薏米	25	干粉条、干莲子	25
高粱米、玉米楂	25	油条、油饼、苏打饼干	25
面粉、米粉、玉米面	25	烧饼、烙饼、馒头	35
混合面	25	咸面包、窝窝头	35
燕麦片、莜麦面	25	生面条、魔芋生面条	35
荞麦面、苦荞面	25	马铃薯	100
各种挂面、龙须面	25	湿粉皮	150
通心粉	25	鲜玉米（1 中个带棒心）	200

23 蔬菜类如何进行交换

　　按照食物交换份法将蔬菜类食物进行分类，确定每类蔬菜"份"的重量，即 500g。每份蔬菜类食品提供蛋白质 5g，糖类 17g，能量 90kcal。表 4-9 左侧的蔬菜水分多，膳食纤维多，糖类少，热量低，饱腹感明显，耐饥饿，有降糖和降脂作用，还有减肥和通便作用；而表 4-9 右侧的蔬菜含糖量高，因此每份的重量就较左侧表少。按照每份的重量，表中左右两侧的蔬菜是可以任意互换的，表 4-9 举出了一些蔬菜"份"的例子，你可以从中自由选择。

表 4-9　蔬菜类食品的能量等值交换份表（每份）

食品名称	重量（g）	食品名称	重量（g）
大白菜、圆白菜、菠菜、油菜	500	白萝卜、青椒、茭白、冬笋	400
韭菜、茴香、茼蒿	500	白菜花、西蓝花	350
芹菜、莴笋、油菜薹	500	鲜豇豆、扁豆、洋葱、蒜苗	250
西葫芦、西红柿、冬瓜、苦瓜	500	胡萝卜	200
黄瓜、茄子、丝瓜	500	山药、荸荠、藕	150
芥蓝菜	500	慈姑、百合、芋头	100
苋菜、龙须菜	500	毛豆、鲜豌豆	70
绿豆芽、鲜蘑、水浸海带	500		

24 肉蛋类食品如何进行交换

按照食物交换份法将肉蛋类食物进行分类，确定每类肉蛋"份"的重量，下表中的食物均是生食，由于含脂肪量的不同，交换量差别较大。如：25g 肥瘦肉可以和 350g 鸡蛋清或 350g 湿海带互换，由于后两者不含脂肪，所以后两者和肥瘦肉交换量大。下表（表 4-10）举出了一些肉蛋类"份"的例子，你可以从中自由选择。

表 4-10　肉、蛋类食品能量等值交换份表（每份）

食品名称	重量（g）	食品名称	重量（g）
热火腿、香肠	20	鸡蛋（1 大个带壳）	60
肥瘦猪肉	25	鸭蛋、松花蛋（1 大个带壳）	60

食品名称	重量（g）	食品名称	重量（g）
熟叉烧肉（无糖）、午餐肉	35	鹌鹑蛋（6个带壳）	60
熟酱牛肉、熟酱鸭、大肉肠	35	鸡蛋清	150
瘦猪、牛、羊肉	50	带鱼	80
带骨排骨	50	草鱼、鲤鱼、甲鱼、比目鱼	80
鸭肉	50	大黄鱼、黑鲢、鲫鱼	80
鹅肉	50	对虾、青虾、鲜贝	80
兔肉	100	蟹肉、水发鱿鱼	100
鸡蛋粉	15	湿海带	350

㉕ 大豆类食品如何进行交换

按照食物交换份法将大豆类食物进行分类，确定每类大豆类食物"份"的重量，每份大豆及其制品提供蛋白质 9g，脂肪 4g，糖类 4g，能量 90kcal。腐竹、大豆、大豆粉是生食，豆腐丝、北豆腐、南豆腐及豆浆含水量较大，因此交换量差别较大，即 20g 腐竹 =25g 大豆 =50g 豆腐丝 =100g 北豆腐 =150g 南豆腐 =……，下表（表4-11）举出了一些大豆类"份"的例子，你可以从中自由选择。

表 4-11　大豆类食品能量等值交换份表（每份）

食品名称	重量（g）	食品名称	重量（g）
腐竹	20	北豆腐	100

食品名称	重量（g）	食品名称	重量（g）
大豆	25	南豆腐（嫩豆腐）	150
大豆粉	25	豆浆	400
豆腐丝、豆腐干、油豆腐	50	—	—

26 奶类食品如何进行交换

按照食物交换份法将奶类食物进行分类，确定每类奶类食物"份"的重量，每份奶类食品提供蛋白质 5g，脂肪 5g，糖类 6g，能量 90kcal。即 20g 奶粉 =25g 脱脂奶粉 =160g 牛奶 =……，下表（表4-12）举出了一些奶类"份"的例子，你可以从中自由选择。

表4-12　奶类食品能量等值交换表（每份）

食品名称	重量（g）	食品名称	重量（g）
奶粉	20	牛奶	160
脱脂奶粉	25	羊奶	160
乳酪	25	无糖酸奶	130

27 水果类食品如何进行交换

按照食物交换份法将水果类食物进行分类，确定每种水果类食物"份"的重量，每份水果提供蛋白质 1g，糖类 21g，能量 90kcal。表4-13 中交换量少者是含糖量多的，如 150g 香蕉、鲜荔枝含糖量较桃、橘子、草莓、西瓜等高，因此交换时量就相对少些。表4-13 举出了一些水果类"份"的例子，你可以从中自由选择。

表 1-13　水果类食品能量等值交换份表（每份）

食品名称	重量（g）	食品名称	重量（g）
柿子、香蕉、鲜荔枝	150	李子、杏	200
梨、桃、苹果	200	葡萄	200
橘子、橙子、柚子	200	草莓	300
猕猴桃	200	西瓜	500

28 油脂类食品如何进行交换

按照食物交换份法将油脂类食物进行分类，确定每种油脂类食物"份"的重量，即 10g，每份油脂类食品提供脂肪 10g，能量 90kcal。下表（表 4-14）举出了一些油脂"份"的例子，你可以从中自由选择。

表 4-14　油脂类食品能量等值交换份表（每份）

食品名称	重量（g）	食品名称	重量（g）
花生油、香油（1 汤匙）	10	猪油	10
玉米油、菜籽油（1 汤匙）	10	牛油	10
豆油（1 汤匙）	10	羊油	10
红花油（1 汤匙）	10	黄油	10

29 控制血糖的进餐方法

①少食多餐：适用于非上班族人群，正餐少吃点儿，不会使餐后胰岛功能负担过重，从而避免了餐后高血糖；正餐分出去的部分放在两餐之间，既可避免降糖药物作用

达到高峰时出现低血糖，又可避免一天饮食总量过少，影响人的体力。②加餐：用水果等对血糖影响较小的副食，加餐时间可放在两餐之间或者主餐之间，比如上午 10 点左右、午餐之前、午睡之后、晚餐之前，但是加餐是在血糖未升高之前提下。③食物质地：比起软、烂、糯，水分含量高的食物，干硬、粗糙、水分含量低的食物，相对更不容易被消化，所以分解成葡萄糖进入血液引起血糖上升的速度就慢，餐后血糖波动也就更小，这种方法适用于胃肠道功能好的患者。

30 保证蔬菜的摄入

蔬菜中含有丰富的维生素和膳食纤维，且多数糖类含量较低，每天蔬菜摄入量至少要达到 300~500g，品种要多样化，同时炒菜时的用油量要有限制，一般每人每天 25ml。

31 糖尿病患者如何吃水果

水果含有维生素、矿物质、纤维素和具有一定保健功能的植物生物活性物质，糖尿病患者讲究饮食控制，控制的是总热量，因此糖尿病患者不是不能吃水果，而是需要吃水果。

水果的含糖量较蔬菜高得多，因此糖尿病患者吃水果是有条件的。

①血糖控制的比较理想，如：空腹血糖<7.0mmol/L，餐后血糖<10.0mmol/L，糖化血红蛋白<7.5%或者病情稳定时是可以吃水果的。

②吃水果的时间：两次正餐中间或是餐前1小时，或者用水果的热量顶替部分主食的量。

③吃什么样的水果：柚子、桃子、苹果、梨、橘子等血糖指数较低，对糖尿病患者较为合适。香蕉、红枣、荔枝、菠萝、葡萄的含糖量较高，糖尿病患者不宜食用。

具体选择吃什么水果，大家可以参考下表进行适当的选择（表4-15）。

表4-15　部分水果含糖量及产热表（每100g水果）

分类	含糖量（g）	水果种类	热量（kcal）
适量食用	< 10	鸭梨、青瓜、柠檬、李子、草莓、枇杷、猕猴桃等	20~40
谨慎使用	11~20	桃、香蕉、山楂、鲜枣、荔枝、杧果、甜瓜等	50~90
不宜使用	> 20	干枣、蜜枣、柿饼、葡萄干、桂圆、果脯等	100

32 关于蛋白质类的摄入

①选择脂肪含量较低的瘦畜肉或禽肉、鱼类等；②动物内脏含胆固醇较高，不宜较多使用；③建议每天吃1个鸡蛋；④乳类宜选择无糖、低脂乳制品，每日保证300g左右；⑤大豆类对降低血糖和血脂有良好的作用，每日推

荐量 30~50g，也可以吃 5~10g 坚果替代相应的豆类。

提示：肾功能受损的糖尿病患者，应该限制蛋白质的摄入。

㉝ 关于油脂类和盐的摄入

①合理搭配植物油和动物脂肪的摄入，满足人体的各种需求，每日摄入量不应超过 25~30ml；②需警惕看不见的油脂，比如坚果类食物；③盐的摄入量每日不超过 5g；④荤素比例为 2：5，即每天摄入肉类 120~200g，蔬菜类 300~500 克。

注：15 粒花生米或一小把瓜子 ≈10ml 油，一矿泉水瓶盖的盐 ≈6g，一啤酒瓶瓶盖的盐 ≈3g。

㉞ 烹饪方法也很重要

推荐使用炖、清蒸、烩、凉拌、煮或煲等烹饪方法，这些烹饪方法使营养成分损失少，不增加脂肪，且容易消化吸收；不推荐煎、炸、红烧等烹饪方法，因为这些方法对食物中蛋白质、维生素破坏较多，使肉中脂肪过度氧化，产生致癌物，且增加脂肪和热量。

㉟ 糖尿病患者应少吃盐

盐是人们饮食的必备调味品，但多吃会造成水钠潴留，引起高血压、水肿，甚至心功能衰竭。血容量的增加和动脉血管不适当收缩引起高血压，而血管收缩会造成局部缺血，血管内壁破损，动脉硬化加剧，使心脑、下肢大血管、肾脏、眼底微血管阻塞性疾病的危险明显增加，对糖尿病患者来说十分不利。因此，糖尿病患者要少吃盐。一天进盐量要限制在 6g 以内。

36 糖尿病肾病患者蛋白质摄入量很重要

糖尿病患者蛋白质摄入量是一个既矛盾又复杂的问题，一方面糖尿病肾病患者每天从尿中丢失大量的蛋白质，容易造成低蛋白血症，继而引起水肿、腹水和营养不良；另一方面又因为肾功能障碍，蛋白质代谢的产物——肌酐不能完全通过尿液排出，堆积在血液中，从而加重肾功能不全，所以蛋白质的摄入量就显得尤为重要。

37 糖尿病肾病患者怎么摄入蛋白质

推荐糖尿病肾病 1~3 期的患者蛋白质摄入量为每标准千克体重每天 0.75g+ 每天尿中丢失的蛋白质量。推荐在慢性肾脏 4、5 期（未透析）的患者蛋白质摄入量为每标准千克体重每天 0.6g+ 每天尿中丢失的蛋白质量。

举例：一位身高 155cm 的糖尿病肾病 3 期患者，24 小时尿蛋白定量为 2g，那么她每天需要摄入的蛋白质量为 $0.75g \times （155-105）+ 2 = 39.5g$。

38 糖尿病肾病患者吃什么样的蛋白质好

蛋白质食物要以含必需氨基酸多的动物蛋白为主，如牛奶、鸡蛋、鱼、禽等。①牛奶及其制成品（酸牛奶、奶油）是糖尿病的良好食品，牛奶中含有人体需要的基本营养素，易被人体所吸收；②牛奶中几乎不含核蛋白，可减轻肾脏排泄尿酸的负担；③牛奶含钠较少，有利尿作用；④鸡蛋虽含蛋白质高，但蛋黄所含胆固醇也较高，故每日可吃1个整鸡蛋＋2个蛋清；⑤食用鱼、鸡肉等白肉对肾脏的损害明显要比猪、牛肉等红肉小，故糖尿病肾病患者食用鱼肉、鸡肉为好。

39 人体的必需氨基酸是什么

人体必需氨基酸是指人体自身不能合成或合成速度不能满足人体需要，必须从食物中摄取的氨基酸。必需氨基酸有8种包括：缬氨酸、赖氨酸、色氨酸、苯丙氨酸、蛋氨酸、苏氨酸、异亮氨酸、亮氨酸。对于尿毒症患者来说，组氨酸和酪氨酸也是必需氨基酸。

40 必需氨基酸的作用是什么

必需氨基酸不仅能促进体内蛋白质的合成，加强患者营养，在合成蛋白质的过程中还能利用一部分尿素，从而降低血尿素氮水平，改善尿毒症症状。同时，必需氨基酸可以改善糖尿病肾病患者的钙、磷代谢紊乱，大大减少磷的摄入，降低血磷水平，减少继发性甲状旁腺功能亢进症的发生。

41 哪些食物中含有必需氨基酸

①赖氨酸：大豆、花生、小麦、胡萝卜；②异亮氨酸、亮氨酸：玉米、番木瓜、梨、椰子；③蛋氨酸：甘蓝、花椰菜、香葱、菠萝、苹果；④苯丙氨酸：麻仁、欧芹、番茄；⑤苏氨酸：叶菜类、番木瓜、苜蓿；⑥色氨酸：苣荬菜、茴香、香葱；⑦缬氨酸：莴苣、南瓜、石榴、杏仁。

42 维生素

一定量的维生素是维持人体正常代谢所必需的，与糖尿病患者密切相关的维生素有维生素 A、维生素 C 和 B 族维生素。

①维生素 A：维生素 A 缺乏时，糖尿病患者容易并发眼部疾病。因此，在饮食中注意摄入鸡蛋、鱼类、海产品等富含维生素 A 的动物性食物。

②维生素 C：维生素 C 缺乏时，糖尿病患者容易并发微小血管病变。因此，在饮食中注意摄入如菠菜、青椒、黄瓜、菜花、西蓝花等富含维生素 C 的新鲜蔬菜。

③B族维生素：这类维生素缺乏时，糖尿病患者容易发生周围神经病变，因此，在饮食中要注意摄入荞麦、燕麦、干豆、绿叶蔬菜、蛋类和内脏等富含B族维生素的食物。

㊸ 矿物质

人体必需的矿物质有钙、磷、钾、钠、氯等需要量较多的宏量元素，铁、锌、铜、锰、钴、钼、硒、碘、铬等需要量少的微量元素，与糖尿病患者关系紧密的矿物质主要有铬、锌、钙、磷、镁等。

①铬：可以辅助改善糖尿病患者的糖耐量，调节血糖和血脂。含微量元素铬较多的食物主要有牛肉、肝、蘑菇等。

②锌：参与体内胰岛素的合成，改善机体胰岛素的功能。含锌较多的食物主要有肉类、海产品、家禽、麦麸等。

③钙与磷：钙或磷缺乏时，容易引起糖尿病患者骨质疏松。含钙与磷较多的食物主要有牛奶、虾皮、鱼、海带与坚果类等。

④镁：镁对预防糖尿病患者的视网膜病变、高血压、高血脂及动脉粥样硬化有一定作用。含镁较多的食物主要有坚果、粗粮、绿叶蔬菜、干豆、肉类与海产品等食物。

（四）运动治疗

44 为什么要"迈开腿"

"迈开腿"就是运动，运动对于糖尿病患者来说有以下好处。

（1）降血糖：①坚持长期运动能增加肌肉，提高自身胰岛素的敏感性，从而达到降糖的目的；②短时活动能增加身体对外周血糖的利用。

（2）降血脂、血压：运动能增加血管弹性，降低胆固醇、甘油三酯及低密度脂蛋白的含量，升高高密度脂蛋白胆固醇，进而减少高血压、高血脂及心脑血管等疾病并发症。

（3）提高药物疗效：运动能减少体内脂肪，肥胖的2型糖尿病患者体重减轻后，体内的胰岛素抵抗就随之减轻，从而提高降糖药物的疗效。

（4）强壮肌肉才能起到提高胰岛素敏感性的作用，增强体质，提高自身免疫力。

（5）有助心理健康：适度的体育锻炼，可使患者精神愉快，心情舒畅，消除对大脑皮层的抑制状态，增强生活及战胜疾病的信心。

45 运动前评估

糖尿病患者要在医生的指导下充分了解自己的身体状况，才能制定出短期的运动量和目标：①心肺功能检查：判断患者心功能能够承受多大的运动量，如果是老年人或患有肺病，应该加测肺功能；②血糖监测：运动前血糖＞16.7mmol/L，建议轻度活动并监测血糖，有不适应立即停止运动；血糖＜3.9mmol/L，需要先进食升高血糖，暂时不要运动；③骨、关节、脚的检查：检查是否有关节畸形，是否存在有糖尿病足的危险因素，如胼胝、鸡眼等，可以先治疗，以免出现磨破感染；④眼底检查：如果患者有眼底出血、玻璃体积血、增殖性视网膜病变等，暂时不宜参加运动，要在治疗后选择合适的运动方式；⑤血压：如果血压高，则不能做憋气、举重的活动，以免出现脑血管病变。

46 运动前的准备工作

①检查鞋里有没有异物；②检查鞋垫有没有皱褶，穿的时间长的鞋还要检查后跟磨损情况；③穿着宽松的运动服，柔软的棉袜，选择有弹性、底子稍厚、鞋帮不软不硬、宽松适度的运动鞋；④运动前活动肌肉、关节5~10分钟，以免运动中拉伤肌肉、扭伤关节和韧带；⑤选择空气流通、地面平整的运动场所，避免在过冷、过热、湿度

大或有烟雾的环境中运动；⑥糖尿病患者最好结伴运动，特别是参加较高强度的运动时，告诉同伴自己是糖尿病患者，血糖不正常时有哪些表现，以便出现意外情况时得到及时处理和救治；⑦如果患者正在应用胰岛素治疗，最好选择腹部注射。

47 运动时应携带哪些东西

①运动时应携带疾病卡，写明姓名、年龄、住址、联系电话及联系人、所患疾病等，以便在运动中出现问题时得到及时处理；②随身携带一些糖块、含糖的饮料、水和饼干等，在运动量较大时，一定要及时补充糖和水分；③如果空腹血糖波动比较大的，建议带着血糖仪，以便及时监测血糖。

48 什么时候运动最合适

糖尿病患者最好的运动时间是从您开始吃第一口饭算起的半小时到 1 小时，因为这时候血糖开始升高，运动时不容易发生低血糖，而且降糖效果又好。如果您习惯在清晨运动，应该先少量进食后，再去晨练，千万不要空腹时运动。

49 以下情况不宜运动治疗

①糖尿病合并各种急性感染；②伴有心功能不全、心律失常，并且活动后加重者；③糖尿病足；④严重的眼底病变，尤其是眼底出血、玻璃体积血患者；⑤新近发生的脑血栓；⑥有明显酮症或酮症酸中毒者；⑦各种水肿。

50 如何计算运动强度

最大安全运动心率= 220- 年龄。

最佳运动强度为每分钟心率 =170 —年龄。

一般情况下，要求运动时的心率达最大安全运动心率的 60%~70%，为安全起见达到最大心率的 50% 即可。以运动后周身发热、微微汗出，气喘吁吁（能说话，但不能唱歌），轻度的肌肉酸痛，休息后即可消失，次日精力充沛，食欲与睡眠良好为适宜。

51 运动时间、频度

2 型糖尿病患者运动时应循序渐进、量力而行。①运动持续时间：从每次 5 分钟逐渐增加到 30 分钟；②每周运动频率：从 1 次逐渐增加到 5 次；③几个月后，运动时间每周至少达到 150 分钟，分 5 天进行，每次运动 30 分钟。

52 什么是"有氧运动"

"有氧运动"是指人体在氧气充分供应的情况下进行的体育锻炼，其特点是强度低、有节奏、持续时间长。有氧运动对糖尿病患者十分适宜，是能保持身心健康最科学、最有效的一种运动方式。

53 常见的有氧运动有哪些

①常见的有氧运动有慢跑、快步走、骑自行车、游泳、跳舞、健身操、爬楼梯、打太极拳、打乒乓球、打羽毛球等。②快走 1500 米，能消耗 100kcal 热量，相当于能使血糖降低 1~2mmol/L；慢跑、游泳、太极拳、骑车、健身操、舞蹈、打乒乓球、打羽毛球半小时，能消耗 300kcal 热量，相当于能使血糖降低 3~2mmol/L，但是打乒乓球需要注意膝关节。

54 如何避免运动中出现低血糖

①空腹不运动；②最好在胰岛素或口服降糖药作用高峰以后运动，如短效胰岛素注射后 30 分钟 ~1 小时，应避免运动；③注射胰岛素部位尽量选择胰岛素吸收慢的部位如腹部，而不要在吸收快的部位如大腿等部位；④郊游、爬山时，要在运动前先测血糖，如果血糖偏低，可先适量

加餐，运动中可以饮用一些低糖饮料，运动后也应加餐；⑤运动前后各测血糖一次，摸索出运动对自己的影响，选择合适的运动形式、运动量，达到最好的运动效果同时将低血糖发生的概率降到最低。

55 防止运动损伤

①运动前先轻微活动或做拉伸运动；②活动后要放松，拍打腿部；③温水泡脚，促进血液循环。

（五）药物治疗

56 糖尿病前期需要药物治疗吗

糖尿病前期以生活方式干预为主，即控制饮食、增加运动、减轻体重等。但是，当糖耐量异常患者合并有心血管危险因素，就要服用阿卡波糖（也是唯一用药）。这里所说的"心血管危险因素"，包括高血压、血脂异常、冠心病史、肥胖、吸烟、50岁以上等。

57 口服降糖药物分类

临床上常用的降糖药有以下几类。

（1）磺脲类：代表药物有格列齐特（达美康）、格列喹酮（糖适平）、格列苯脲（优降糖）、格列美脲（亚莫利）等。

（2）格列奈类：代表药物有瑞格列奈（诺和龙、孚来迪）和那格列奈（唐力、唐瑞）。

（3）双胍类：盐酸二甲双胍。

（4）α-葡萄糖苷酶抑制剂：代表药物有阿卡波糖（拜唐苹、卡博平）、伏格列波糖（倍欣）。

（5）噻唑烷二酮类：代表药物有罗格列酮和吡格列酮。

（6）肠促胰岛素类似物：① GLP-1 类似物，代表药物有艾塞那肽、利拉鲁肽；② DPP-4 抑制剂，代表药物有西格列汀、维格列汀、沙格列汀、阿格列汀、林格列汀、利格列汀等。

（7）钠 - 葡萄糖转运蛋白抑制剂（SGLT2）：代表药物有达格列净、恩格列净、卡格列净。

58 磺脲类药物

磺脲类药物适合什么样的糖尿病患者

①饮食和运动治疗控制不佳的非肥胖 2 型糖尿病患者；②肥胖 2 型糖尿病患者应用双胍类降糖药血糖控制不佳，或胃肠道反应不能耐受，可加用或改用磺脲类降糖药；③磺脲类继发失效后可与胰岛素联合应用；④每日胰岛素需要量＜ 0.3U/kg 者。

💡 什么样的糖尿病患者不能用磺脲类药物

①1型糖尿病患者；②糖尿病急性并发症者；③2型糖尿病合并严重慢性并发症；④急性严重感染、手术、创伤等应激；⑤严重肝、肾功能不全。

💡 磺脲类药物的不良反应

①低血糖反应；②体重增加；③消化系统症状：恶心、呕吐等；④过敏反应：磺脲类药物与磺胺类药物可发生交叉过敏反应，有磺胺类药物过敏史者应禁用磺脲类药物。

💡 磺脲类药物餐前半小时口服

大多数磺脲类降糖药在服药后半小时左右才开始发挥降糖作用，服药后2~3小时药物作用最强。因此，磺脲类降糖药应在餐前30分钟服用，进餐的时间正好是药物开始起效的时间，随着食物的消化吸收，药物的作用也同时在增强，在餐后2小时左右药物作用较强，有利于餐后血糖的控制。

💡 磺脲类药物漏服后怎么办

（1）短效磺脲类药物：如格列喹酮、格列吡嗪等。①进餐时发现漏服，可将进餐时间往后推半小时；②饭后两餐之间发现漏服，立即测随机血糖，若血糖轻度升高，可增加活动量而不需补服；若血糖明显升高，可当时减量补服；③下一餐前发现漏服，需测餐前血糖，如餐前血糖升高不明显，按原剂量服药；如餐前血糖升高明显，可临时增加用药剂量或适当减少当餐的进食量。切不可把上一次漏服的药物加到这次一并服下，以免造成低血糖。

（2）长效磺脲类药物：如格列吡嗪控释片（瑞易宁）、格列齐特缓释片（达美康缓释片）和格列美脲（亚莫利）。①如果早餐前漏服而于午餐前发现，可根据血糖情况，按照原来的剂量补服；②如果午餐后发现漏服，可视情况半量补服。

磺脲类药物能和哪些降糖药物联合应用

磺脲类药物单药血糖控制不佳或继发性失效时，可以同其他降糖药联合应用。①对于餐后血糖偏高者，可联合 α- 糖苷酶抑制剂；②磺脲类联合二甲双胍是最常用的联用方法之一；③对于胰岛素抵抗的患者，可联合噻唑烷二酮类药物；④对于饮食控制不佳的患者，联合 GLP-1 类药物可以抑制食欲。

哪些药物能增加磺脲类药物的作用

有些药物能够加强磺脲类降血糖的作用。常见的有：①水杨酸类、保泰松、磺胺类、青霉素、丙磺舒、双香豆素等抗凝血药、甲氨蝶呤等药物；②氯霉素、多种单胺氧化酶抑制剂；③大量应用阿司匹林，每日大于 4g 时；④胍乙啶、普萘洛尔；⑤其他药物如雄性类固醇激素、氯贝丁酯、双异丙吡胺、磺胺嘧啶、磺胺甲噻二唑、磺胺二甲氧嘧啶、磺胺二甲嘧啶、吗啡、异烟肼、对氨基水杨酸钠、安塔唑啉、吡苯苄明、增效磺胺甲基异恶唑等。

哪些药物能够降低磺脲类药物的作用

有些药物能够降低磺脲类降血糖的作用。常见的有：①糖皮质激素、女性避孕药；②噻嗪类利尿剂（双氢克尿噻等）、苯妥英钠、氯苯甲噻嗪、吲哚美辛等；③肾上腺素、烟酸、胰升糖素、甲状腺激素等。

磺胺药物过敏的能服用磺脲类药物吗

磺胺药为抗菌药，磺脲类药为降糖药，两者功效不同，但结构相似，有交叉过敏性，即对磺胺药过敏的患者也会对磺脲类降糖药过敏，所以对磺胺类过敏的糖尿病患者禁用磺脲类降糖药。

糖尿病肾病为什么能用格列喹酮

格列喹酮是唯一不主要经肾脏代谢的磺脲类降糖药，95% 经肝脏代谢，其代谢产物主要经胆道排泄，仅有 5% 从肾脏排泄，所以，该药可用于早期糖尿病肾病。

磺脲类药物继发失效

磺脲类药物继发失效是指使用磺脲类药物已取得良好

疗效，但在使用 1 个月以上，多数在 1 年以上时疗效突然或逐渐消失，虽然使用至足量或次足量，血糖仍达不到良好的控制，空腹血糖＞ 11.1mmol/L，餐后 2 小时血糖＞ 14mmol/L。

怎么判断磺脲类药物继发失效

磺脲类药物继发性失效后应排除以下原因：

①饮食控制不严或活动量少；②发生急性合并症，如感染、应激等；③应用糖皮质激素、β 受体阻滞剂、利尿剂等升血糖药物；④使用磺脲类药物剂量不当，如盲目增加剂量导致夜间低血糖引起"索莫吉反应"；⑤药量未达到足量或次足量。

排除以上原因后，可考虑改用其他类型降糖药，或不停用磺脲类降糖药而与其他降糖药联合。

59 格列奈类药物

格列奈类药物适应证

格列奈类降糖药物是胰岛素促泌剂，用于经饮食控制、降低体重及运动治疗尚不能有效控制血糖的 2 型糖尿病患者，能快速降低餐后血糖，该药对肥胖与非肥胖的 2 型糖尿病患者有同等疗效。

💡 格列奈类药物禁忌证

①严重肝肾功能不全的患者。

②妊娠期或哺乳期妇女。

③1 型糖尿病。

④糖尿病酮症酸中毒患者。

⑤对格列奈类产生变态反应者。

💡 格列奈类药物餐时口服

格列奈类药物作用前提是必须有葡萄糖存在，仅在进餐时起效才能刺激胰岛 β 细胞分泌。此类药物需在三餐前即时服用，不进餐不服药。

💡 格列奈类药物漏服后怎么办

处理方法与短效磺脲类药物类似。①如果吃完饭时想起还没吃药，可以立即补服；②如果两餐之间想起前一餐忘记服药，根据血糖监测结果决定是否减量补服；③如果马上到下一餐时间了，则要测餐前血糖，若血糖升高不明显则无须改变用药和进餐量，反之，可适当增加餐前用药剂量或减少这一餐的进食量。

💡 格列奈类药物能和磺脲类药物一起服用吗

不能！磺脲类药物与格列奈类药物结构不一样，作用于胰岛细胞上的位点不一样，但都是促进胰岛素分泌的药物。当二者联合应用时，增强降糖疗效的作用不但不明显，甚至会因相互干扰而降低降糖疗效，所以两类药物不联合应用。

磺脲类继发失效后换用格列奈类还有作用吗

有！磺脲类、格列奈类降糖药物都是通过刺激胰岛 β 细胞，促进其产生胰岛素达到降糖作用的，但是两类药物作用在胰岛 β 细胞上的位点不一样，因此，当磺脲类继发失效后，换用格列奈类仍然会起到促进胰岛素分泌、降血糖的作用。

60 双胍类药物

双胍类药物的适应人群

二甲双胍是目前唯一能兼顾多个疗效，又兼顾费用及安全的降糖药物，几乎各个糖尿病指南均将二甲双胍推荐为 2 型糖尿病的一线用药。

二甲双胍适用于：①经单纯饮食控制和体育锻炼不能满意控制的 2 型糖尿病，尤其是肥胖患者疗效更佳；②用磺脲类效果不理想者，可联合二甲双胍；③胰岛素治疗的 1、2 型糖尿病患者，加用二甲双胍可减少胰岛素用量。

双胍类药物的禁忌证

具有以下情况之一者，禁用双胍类降糖药：

①任何形式的酸中毒。

②充血性心力衰竭。

③肝病患者。

④肾功能不全，男性血肌酐＞1.5mg/dl，女性＞1.4mg/dl。

⑤对本药过敏或有严重不良反应者。

⑥酗酒者。

服用双胍类药物的注意事项

①在危重、不能进食、接受放射显影造影剂的患者应停用，并使用胰岛素一直到再次使用二甲双胍；②肥胖型糖尿病患者为了减少胃肠道的不良反应，可以将二甲双胍在餐后服用；③与华法林合用，有可能会加重华法林的作用，增加出血风险。

双胍类药物常见的不良反应

①消化道症状：最为常见，表现为恶心、呕吐、腹泻、腹痛、腹胀、消化不良、乏力等。

②乳酸中毒：双胍类药物可使体内乳酸生成增加，严重时可引起乳酸酸中毒（二甲双胍除外），表现为呕吐、腹痛、过度换气、意识障碍。

③体重下降：二甲双胍可以抑制食欲，导致体重下降。

④巨幼红细胞性贫血：二甲双胍会引起维生素 B_{12} 的吸收障碍，进而引起血液中的重要成分——红细胞的生成

障碍，导致贫血。但二甲双胍的此种不良反应十分罕见，患者不要过分担心。

💡 双胍类药物的服用时间

二甲双胍有多种剂型，包括二甲双胍片、二甲双胍缓释片或胶囊、二甲双胍肠溶片等。

这几种剂型的差异表现在用药后药物的溶出和释放方式上：①二甲双胍片是在胃内崩解释放药效，对胃肠道的影响较大，建议在进餐时服用，或者餐后立马服用；②二甲双胍肠溶片是在肠道内崩解释放药效，二甲双胍缓释片是在胃肠道内缓慢溶解，避免了对胃肠黏膜的刺激，可在吃饭前 30 分钟服用，这样才能尽快到达肠道，更容易被吸收。

💡 双胍类药物漏服后怎么办

双胍类药物漏服后：①可通过加大活动量的方式降低血糖而无须补服；②如果进餐后即发现，补服原剂量；③查血糖高才发现漏服药物，可根据血糖情况补服全量或半量。

61 α- 葡萄糖苷酶抑制剂

💡 α- 葡萄糖苷酶抑制剂的适应人群

①糖耐量减低（IGT）的干预治疗。

②单纯饮食、运动治疗不能满意控制的 2 型糖尿病，尤其是肥胖患者更优。

③餐后血糖高者。

α - 葡萄糖苷酶抑制剂禁忌证

①肠道炎症、慢性肠道疾病伴吸收或消化不良者、部分肠梗阻或有肠梗阻倾向者、结肠溃疡者。

②肝、肾功能异常者。

③妊娠及哺乳期妇女及 18 岁以下者。

α - 葡萄糖苷酶抑制剂要与第一口饭同服

α- 葡萄糖苷酶抑制剂（如拜糖平）的服用法很有讲究，要求在进餐时将药物与主食（米饭、馒头或面条等）一起嚼碎同服，这样才能使本类药物达到最佳的降糖水平。因为这个药物要和小肠绒毛膜上的 α- 葡萄糖苷酶结合才能起到作用，如果在饭前服用，等再服用食物时结合 α- 葡萄糖苷酶抑制剂和 α- 葡萄糖苷酶已经开始解离了，食物仍然可以和 α- 葡萄糖苷酶结合而被消化吸收，起不到降糖作用；如果忘记了服用，饭后才想起来，那么食物已经和 α- 葡萄糖苷酶结合了，再服用就没有效果了。正像我们说的这个情节：皇上出行要黄土垫道、清水泼街，做得恰到好处时龙心大悦；如果在皇上来之前很早就做了这件事，皇上到的时候依旧是暴土扬烟；如果在皇上走了之后再做这件事，那皇上也看不到你的业绩。所以，一定要记得这个药物的服药特殊性，才能很好地发挥这个药物的作用，而不至于浪费药物和钱财。

💡 α–葡萄糖苷酶抑制剂引起的低血糖吃饼干不能奏效

是的，只能用葡萄糖进行纠正。这是因为α–葡萄糖苷酶抑制剂抑制了位于小肠的各种α–葡萄糖苷酶，使淀粉、蔗糖等分解为葡萄糖的速度减慢。补充饼干这类食物，不能及时快速地升高血糖，反而会因延误抢救时间造成严重后果。

💡 α–葡萄糖苷酶抑制剂漏服后怎么办

这类药物与主食同时服用才有作用，如果漏服了再补服就是前面所说的"马后炮"，所以漏服了就漏服了，不用补服，需要配合运动、控制进食量等方法，避免血糖升高。

💡 阿卡波糖与哪些药物容易发生相互作用

①个别情况下，阿卡波糖可影响地高辛的生物利用度，因此需调整地高辛的剂量；②服用阿卡波糖期间，避免同时服用考来酰胺、肠道吸附剂和消化酶类制剂，以免影响其疗效。

62 噻唑烷二酮类药物

噻唑烷二酮类药物的适应人群

这类药物不刺激胰岛素分泌，但是增加周围组织对胰岛素的敏感性，因此这类药物适用于以下人群。

①糖耐量减低患者。

②胰岛素抵抗的 2 型糖尿病患者。

③肥胖、高血压、血脂异常、多囊卵巢综合征等患者多伴有胰岛素抵抗，也可用此类药物治疗。

服用噻唑烷二酮类的注意事项

①可引起轻度体重增加，轻中度外周性水肿、血细胞比容下降、血容量增加。

②可引起水钠潴留及水肿，尤其在与胰岛素合用或服用剂量较大时更明显，充血性心力衰竭及浮肿患者忌用。

③谷丙转氨酶（ALT）大于正常上限 2 倍应避免使用，ALT 大于正常上限 3 倍应停用。

④肝病和充血性心力衰竭患者禁用。

噻唑烷二酮类药物需清晨空腹时口服

①噻唑烷二酮类药物口服后 1 小时后可达到血药浓度高峰，血浆清除半衰期为 3~4 小时；②进食对本药的吸收没有明显影响，但饭后服用会使达到高峰的时间延迟 2.2

小时，峰值降低 20%；③此类药物降糖作用可以维持 24 小时，每日仅需服药一次，因此这类药一般适宜在清晨空腹服用。

噻唑烷二酮类药物漏服后怎么办

此类药物只需要一日一次服用，起效较慢，单独使用一般不会引起低血糖，所以单药应用者漏服当日均可补服，联合用药者监测血糖，只要血糖值不达标也可当日补上。

噻唑烷二酮类药物能和哪些降糖药联合应用

本类药物是胰岛素增敏剂，如果患者没有其他药物的应用禁忌证，可以广泛地和磺脲类药物、双胍类药物、α- 葡萄糖苷酶抑制剂以及胰岛素联合应用。

63 什么是肠促胰素

肠促胰素是指肠道分泌的具有促进胰岛素分泌作用的一种激素，包括胰高血糖素样肽 -1（GLP-1）和其他有类似作用的激素。这种激素通过促进胰岛 β 细胞分泌胰岛素，抑制具有升高血糖作用的胰高血糖素的分泌，延缓胃排空及抑制食欲等多个途径发挥降糖作用。

64 肠促胰素类药物

目前基于肠促胰素的治疗药物有胰高血糖素样肽1（GLP-1）类似物和二肽基肽酶（DPP-4）抑制剂，GLP-1类似物常用的有利拉鲁肽和艾塞那肽，DPP-4抑制剂常用的有西格列汀、维格列汀、沙格列汀、利格列汀。

GLP-1 类似物适应证及作用

GLP-1类似物适用于2型糖尿病及肥胖患者，主要作用有：①能够使HbA1c平均下降0.97%；②减轻体重；③促进胰岛β细胞增殖；④改善血脂、收缩压；⑤心血管保护作用。

应用 GLP-1 类似物时要注意什么

①不能用于1型糖尿病患者。

②不能用于糖尿病酮症酸中毒患者。

③不能用于有甲状腺髓样癌（MTC）既往史或家族史患者。

④不能用于2型多发性内分泌肿瘤综合征患者（MEN2）。

GLP-1 类似物的不良反应有哪些

肠促胰素最常见的不良反应是胃肠道反应，如恶心、呕吐和腹泻等不适。但这种胃肠道反应可以是一过性的，经过一段时间的用药，部分患者可以慢慢耐受，胃肠道症状特别严重患者可酌情减量应用，待适应后逐渐加至治疗剂量。

GLP-1 类似物怎么使用

GLP-1 类似物每日皮下注射一次即可，不受进餐影响，注射部位可选择腹部、大腿或者上臂，当改变注射部位和时间时也不需要调整药物剂量，注意不可静脉或肌内注射。

DPP-4 抑制剂是什么

DPP-4 抑制剂常见的有西格列汀（捷诺维）、利格列汀（欧唐宁）、沙格列汀（安立泽）等多种产品，它是通过抑制肠道内分泌的促进血糖升高的物质，促进胰岛 β 细胞释放胰岛素，从而达到降低血糖的目的，但一般不会引起低血糖和体重增加。

DPP-4 抑制剂服用方法需注意哪些

①DPP-4 抑制剂每日服用 1 次，值得注意的是，有一种抑制剂的药物——维格列汀，需要 1 日服用 2 次；②这类药物服用时间不受进餐影响，可以餐前服用，也可以餐后服用；③如果漏服了，可在发现漏服的当日，随时按原药量补服。

💡 应用 DPP-4 抑制剂时注意什么

①不能用于 1 型糖尿病和糖尿病酮症酸中毒患者的治疗。

②因 DPP-4 抑制剂 79% 以原形从尿排出，肾功能减退的患者需要减量。

③在利格列汀的治疗中，无须因肝、肾功能的下降而进行剂量调整。

💡 DPP-4 抑制剂不良反应有哪些

①胃肠道反应，如恶心、呕吐和腹泻等，但一般持续时间较短；②感染，主要有鼻咽炎、上呼吸道感染、尿路感染等，少数膀胱炎、肾盂肾炎；③皮肤相关的不良反应，仅见于部分 DPP-4 抑制剂，表现为皮肤干燥、过敏反应、接触性皮炎和皮疹等；④肝、肾功能损伤；⑤增加急性胰腺炎发生的可能；⑥低血糖；⑦其他：如便秘、头晕、头痛等。

65 SGLT2

SGLT2 是一种通过减少肾脏对葡萄糖的吸收，并且通过把这些葡萄糖从尿中排出来，从而达到降低血糖作用的药物，常用药物有达格列净、恩格列净、卡格列净等。SGLT2 抑制剂除降低血糖作用外，还有减重、降压，以及明确的心血管保护和肾脏保护作用。

SGLT2 适应证

①配合饮食控制和运动，用于改善 2 型糖尿病患者的血糖控制；②可与二甲双胍及其他降糖药物联合使用。

SGLT2 的不良反应有哪些

①较低的低血糖反应；②尿道及生殖系统感染；③低血压；④酮症酸中毒；⑤低密度脂蛋白胆固醇（LDL-C）升高；⑥达格列净可增加膀胱癌风险；⑦卡格列净有会阴坏死性筋膜炎、下肢截肢、骨折等相关不良反应。

SGLT2 的禁忌证

①有严重超敏反应史者；②重度肾功能损害，eGFR < 30ml/min、终末期肾病或需要透析的患者；③妊娠及哺乳期妇女；④ 1 型糖尿病和糖尿病酮症酸中毒患者。

SGLT2 使用注意事项

①通常早晨每日一次口服，餐前、餐后均可服用；②晚餐前发现漏服，随时按原药量补服。因为本类药物有利尿作用，晚餐后不建议补服，可通过增加运动量控制血糖。

66 胰岛素制剂

胰岛素有哪些种类

根据胰岛素作用时间分为以下几类。

①超短效胰岛素：皮下注射 15 分钟后起效，效力可持续 2~4 小时，常在餐前注射用来控制餐后血糖，常用的有诺和锐和优泌乐。

②短效胰岛素：皮下注射 30 分钟后起效，注射后 2~4 小时达峰，效力持续 6~8 小时，常在餐前注射，用来控制餐后血糖。常用的有诺和灵 R、优泌林 R、甘舒霖 R。

③中效胰岛素：吸收慢，作用时间长，一般注射后 2~4 小时后开始起效，作用时间持续 24 小时。主要是用来补充基础胰岛素，控制空腹血糖水平。常用的有诺和灵 N、优泌林 N、甘舒霖 N。

④长效胰岛素：作用时间长，一般注射后 3~4 小时开始起效，作用时间长达 36 小时。长效胰岛素每日注射 1 次，提供基础胰岛素，控制空腹血糖，常用的有来得时、长秀霖。

预混胰岛素

预混胰岛素是将短效胰岛素制剂与中效胰岛素制剂进行不同比例的混合而制成的胰岛素，主要包括预混人胰岛素以及预混胰岛素类似物两种类型。

①预混人胰岛素：常见药物有诺和灵 30R、诺和灵 50R；优泌淋 30/70。诺和灵 30R 是由 30% 短效人胰岛素和 70% 中效人胰岛素混合而成的；诺和灵 50R 是由 50% 短效人胰岛素和 50% 中效人胰岛素混合而成的；优泌淋 30/70 是由 30% 重组人胰岛素和 70% 精蛋白锌重组人胰岛素混合而成的。预混人胰岛素在餐前 30 分钟皮下注射。

②预混胰岛素类似物：常见药物有诺和锐 30、诺和锐 50、优泌乐 25、优泌乐 50 等。诺和锐 30 是由 30% 的可溶性门冬胰岛素和 70% 的精蛋白门冬胰岛素混合而成的；诺和锐 50 是由 50% 的可溶性门冬胰岛素和 50% 的精蛋白门冬胰岛素混合而成的；优泌乐 25 是由 25% 赖脯胰岛素和 75% 精蛋白锌赖脯胰岛素混合而成的；优泌乐 50 是由 50% 赖脯胰岛素和 50% 精蛋白锌赖脯胰岛素混合而成的；预混胰岛素类似物在餐时即刻皮下注射。

胰岛素类似物

胰岛素类似物是利用重组 DNA 技术，通过对人胰岛素的氨基酸序列进行修饰而成的胰岛素类似物，是可以模拟正常胰岛素分泌和作用的一类物质，包括超短效胰岛素类似物和超长效胰岛素类似物。目前应用于临床的超短效胰岛素类似物有赖脯胰岛素和门冬胰岛素，超长效胰岛素类似物有甘精胰岛素和地特胰岛素。

💡 胰岛素的适应证

①1型糖尿病患者。

②2型糖尿病经饮食、运动及足量口服降糖药物治疗后，血糖控制仍不达标的患者。

③由于肝肾功能不全及药物的不良反应，无法坚持口服药物治疗者。

④存在严重的慢性并发症，如糖尿病肾病、糖尿病视网膜病变、糖尿病足等。

⑤严重急性并发症，如糖尿病酮症、糖尿病高渗昏迷或乳酸性酸中毒。

⑥急性或慢性应激状态，急性应激状态包括严重感染、急性脑卒中、急性心血管事件、开胸、开腹、截肢或骨科大手术的围手术期等；慢性应激状态包括慢性活动性结核、慢性活动性肝炎。

⑦"糖毒性"状态，尤其是空腹血糖＞15mmol/L。

⑧糖尿病妊娠或妊娠糖尿病。

⑨其他因素引起的糖尿病，如胰源性糖尿病、垂体性糖尿病等。

💡 什么是"糖毒性"

"糖毒性"是指高血糖本身引起血糖更高的恶性循环，高血糖指空腹血糖＞11.1mmol/L，糖化血红蛋白＞9%。

胰岛素治疗的优点

①保护和改善胰岛功能：通过利用胰岛素可以快速降低血糖，缓解由于高血糖对胰岛细胞的抑制作用，从而改善自身胰岛功能。

②恢复胰岛素的第一时相分泌：胰岛素的第一时相分泌是指在高血糖的刺激下，胰岛在短时间内迅速分泌释放胰岛素，从而快速降低血糖。

③预防和延缓慢性并发症的发生：应用胰岛素治疗有利于血糖长期维持在较为理想的状态，从而预防和延缓慢性并发症的发生。

④减轻肝肾负担：相比口服降糖药而言，胰岛素对肝、肾功能没有不良影响。

胰岛素有哪些不良反应

①低血糖反应，这是最常见的不良反应。

②变态反应：少数患者会在注射部位发生变态反应，表现为局部痒、红斑、各种皮肤损害或皮下结节，长期在同一部位注射还可能会发生注射局部脂肪萎缩性增生。

③胰岛素性水肿：常发生于应用治疗4~6日，继续应用胰岛素常可自行消退。

④屈光失常：多见于血糖波动较大的幼年型患者，属于暂时性变化，可随血糖恢复正常而迅速消失。

💡 胰岛素引起低血糖的原因有哪些

①胰岛素用量过大。

②注射胰岛素后未按时进餐或进食量不足。

③运动量增加而事先未减少胰岛素用量或未增加进食量。

④抽取胰岛素剂量不准确，致使注入量过多。

⑤注射胰岛素过深进入肌肉组织，使胰岛素吸收加速。

⑥与磺脲类口服降糖药联合使用，会加重低血糖发生的风险。

⑦使用胰岛素同时饮酒较多。

⑧血糖控制后未及时减少胰岛素的用量。

💡 胰岛素的注射部位

①注射部位常用腹部、双侧大腿前外侧的上 1/3、双侧臀部的外上侧、上臂外侧的中 1/3 的皮下组织。

②注射部位可短期轮换。

③在选择注射部位时应考虑到不同部位间吸收差异，各部位吸收速率为腹部＞上臂＞大腿＞臀部。

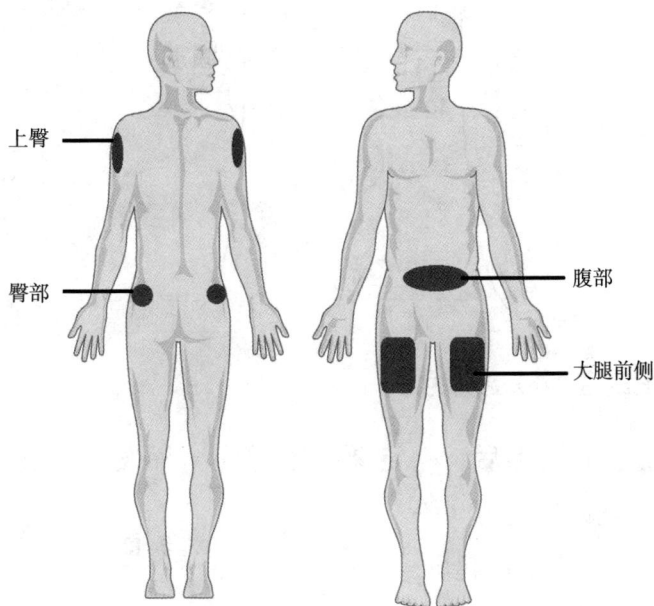

上臂

臀部

腹部

大腿前侧

💡 注射胰岛素部位如何轮换

胰岛素注射部位要每次轮换，以腹部为例：以肚脐为中心，5cm 为半径画圆，注射时避开脐周 5cm 这部分。把自己的肚子以肚脐为中心假想成一个时钟，第一次注射在 12 点位置，第二次注射在 1 点位置……按顺时针方向依次进行下去，注意连续两次进针至少间隔 1cm（见下图）。

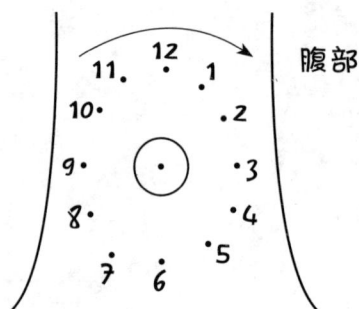

腹部

💡 正确注射胰岛素方法

①乙醇消毒后，一定要待乙醇完全挥发后再进行注射；②进针角度为 90° 或 45°，一定要捏起皮肤，快速插入皮下层进行注射；③推注完毕，慢慢松开捏起的部位，停留 5~10 秒钟后再拔出针头，用棉签按压片刻，切忌按揉注射部位。

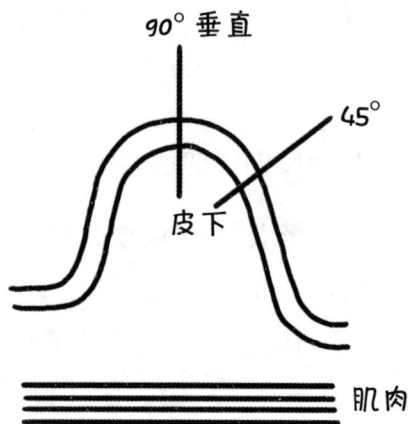

💡 注射胰岛素的注意事项

①对长效胰岛素、短效胰岛素要注意区分，有些患者需联用两种胰岛素，所以每次注射前一定要确认胰岛素的品种。

②进行胰岛素注射时需要进行排气，如果是 1 支新的

胰岛素，第 1 次排气大概需要 4~6 个单位左右，以后每次注射时也需要排气，每次排气大概需要 1~2 个单位。

③预混胰岛素注射前需要上下摇匀，胰岛素笔使用前应上下颠倒摆动注射笔至少 10 次，直到胰岛素呈均匀的白色混悬液。

④注意！我们所说的胰岛素注射是皮下注射，不是肌内注射。

各类胰岛素的注射时间

胰岛素种类不同，餐前注射的时间不同，注射前一定要明确自己的胰岛素种类。

①超短效胰岛素：餐前 5~10 分钟或即刻皮下注射。

②短效胰岛素：餐前 20~30 分钟皮下注射，主要用于控制餐后高血糖。

③中效胰岛素：睡前或晨起皮下注射，主要用于补充基础胰岛素的不足。

④长效胰岛素：睡前皮下注射。

⑤预混人胰岛素：早、晚餐前 30 分钟皮下注射。

胰岛素的保存方法

（1）已开封的胰岛素：①放置在阴凉避光处（约20℃），保存期限为 1 个月左右；②也可以放在冰箱冷藏室（2~8℃），但在注射前需提前取出，待胰岛素温度达室温后注射。③装有胰岛素制剂的胰岛素笔，注射后将针头取下室温保存即可，胰岛素笔放在冰箱冷藏室。

（2）未开封使用的胰岛素在 2~8℃的冰箱中冷藏，可保持活性 2 年不变。

（3）需要坐飞机时，胰岛素一定要随身携带，不要放在托运的行李当中。但注意一定要到医院开具诊断证明，证明因为病情需要随身携带胰岛素。

忘记注射超短效或短效胰岛素怎么办

①对于刚吃上饭或刚吃完饭的患者可以立刻补打。

②超过饭后半小时，如果胰岛素的注射剂量不大（8 个单位以内），就不建议补打了，因为发生低血糖的概率会增高；如果胰岛素的剂量比较大，建议监测血糖，如果血糖＞16.0mmol/L，则给予大约 5 个单位的胰岛素来缓解漏注射导致的餐后血糖升高。

忘记注射预混胰岛素怎么办

①如果早餐前忘记打胰岛素，可在餐后立即补打，期间要注意监测血糖，必要时中间加餐。

②如果想起时已快到中午，应检查午餐前血糖，当血糖＞10 mmol/L 时，可以在午餐前临时注射 1 次短效或超短效胰岛素。

③切记不可以将早晚预混胰岛素合并在晚餐前一起注射。

💡 忘记注射长效胰岛素怎么办

如果发现漏打，当天可随时补打，但要注意下一次的注射时间最好在 24 小时之后。如果仍想维持原注射时间，则需要监测血糖，以免长效胰岛素叠加后出现低血糖。

💡 胰岛素能和哪些口服降糖药物联合应用

根据血糖水平和患者糖尿病病程、肝肾功能等情况考虑，有多种联用方法：①长效胰岛素：不宜与所有的口服降糖药物联合使用；②使用预混胰岛素或预混胰岛素类似物治疗时，如果午后血糖控制不佳，应在中午使用二甲双胍及 α- 葡萄糖苷酶抑制剂；③如果胰岛素日剂量＞ 40U，肥胖者可联合二甲双胍等加强胰岛素作用的药物；④短效胰岛素或超短效胰岛素可联合二甲双胍、α- 糖苷酶抑制剂及格列酮类胰岛素增敏剂，原则上不宜联合磺脲类及格列奈类胰岛素促泌剂。具体应用要根据具体情况具体分析，要在医生的指导下应用。

67 强化胰岛素治疗

胰岛素强化治疗是指尽量模拟生理的胰岛素分泌，通过补充外源性胰岛素使血糖降到比较理想范围的一种治疗方法。

强化胰岛素治疗的方法有哪些

①三餐前注射预混胰岛素；②"三短一长"，具体是指三餐前打短效胰岛素，睡前打长效胰岛素，可以针对性地对每一餐血糖进行调节，效果比较显著，是常用的胰岛素强化方法；③胰岛素泵：模拟人体 24 小时内胰岛素的分泌规律，来进行胰岛素持续泵入，这种方法是强化治疗中最合适的方法，但是临床上费用可能相对昂贵。

哪些人需要强化治疗

（1）1 型糖尿病患者。

（2）新诊断的 2 型糖尿病患者有以下之一的：①伴有明显"三多一少"症状；② HbA1c > 9.0%；③空腹血糖 > 11.1mmol/L。

（3）已经诊断 2 型糖尿病的患者：①使用两种或两种以上口服降糖药联合治疗 3 个月但 HbA1c 仍 > 9.0%；②起始胰岛素治疗且经过充分的剂量调整血糖仍未达标（ HbA1c > 7.0% ）。

（4）妊娠糖尿病患者。

不适合强化治疗的人群

①幼年糖尿病患者；②高龄糖尿病患者；③患有严重晚期并发症者；④酒精中毒或是有药物成瘾者；⑤精神病或者是反应迟钝者；⑥有严重低血糖风险的患者。

强化治疗的好处

①能够有效防止或延缓糖尿微血管病并发症发生及发展；②胰岛素强化治疗对改善高血糖的控制，促进高血糖症状的缓解，改善血脂水平，减少胰岛素抵抗和葡萄糖毒性作用很有价值。

强化治疗存在的弊端

①低血糖是强化治疗最常见的不良反应，因此，在应用时要严密监测血糖变化；②体重增加；③没有明显心血管事件收益甚至增加心血管事件。

68 哪些糖尿病患者需要住院治疗

（1）出现糖尿病急性并发症患者：糖尿病酮症酸中毒、非酮症高渗性昏迷、乳酸酸中毒。

（2）初次接受胰岛素治疗的患者。

（3）血糖长期居高不下或血糖忽高忽低不易控制者。

（4）同时有其他疾病处于应激状态或有严重糖尿病慢性并发症者：糖尿病患者合并重症呼吸道感染、高热、尿路感染、急性心脑血管疾病等应急情况，或合并有严重糖尿病肾病、眼底出血、足部坏疽等严重慢性并发症时均应住院治疗。

常见误区

01 血糖稳定了只要按时服药就没问题

02 糖尿病的治疗只需降血糖就行

03 口服降糖药饭前、饭后服都一样

04 降糖药漏服一次没关系，下次补上

05 口服降糖药会损害肝脏和肾脏，能不用
   就不用

……

（一）治疗及用药

01 血糖稳定了只要按时服药就没问题

这是不对的！很多患者血糖平稳后就觉得自己入了"保险库"，每次去医院开方不再看医生，逐渐放松了饮食、运动，也不再监测血糖，不知不觉中就出现血糖波动，出现糖尿病并发症。因此，血糖平稳后除了按时服药之外，仍需坚持控制饮食、运动、监测血糖等治疗方法。

02 糖尿病的治疗只需降血糖就行

这是片面的！糖尿病患者控制血糖很重要，但这只是糖尿病治疗中的一部分。糖尿病可合并高血脂、高血压、高尿酸血症、肥胖等，治疗时不能仅仅关注血糖，而是要全面治疗才能延缓血管病变、神经病变等的出现。因此，糖尿病治疗绝不能只单纯降血糖，还应关注血压、血脂、血尿酸等。

03 口服降糖药饭前、饭后服都一样

不一样！不同种类的降糖药有不同的口服时间，图方便统一饭前服或饭后服，不仅达不到应有的降糖效果，而

且还可能白白浪费药物，比如：阿卡波糖片是与第一口主食同时嚼服，服用时机不对，药就白服了。

04 降糖药漏服一次没关系，下次补上

糖尿病患者需要终身服药，每天坚持并不是件容易的事，漏服药物的情况也时有发生，但漏服后的态度如"漏服就漏服了，没有关系""这次漏服了，下次补上"是不可取的。如果您漏服降糖药，不及时处置的话，势必会引起血糖波动，血糖过高或过低都可引起急性并发症的发生，所以，漏服后一定要及时进行处理。一般应遵循两个原则：一是所服降糖药的类型，二是发现漏服的时间，三是根据血糖水平进行调整。（具体漏服后处理方法详见药物治疗部分）

05 口服降糖药会损害肝脏和肾脏，能不用就不用

有不少糖尿病患者担心降糖药物会对人体的肝脏、肾脏造成损害，认为能不用就不用，其实这是一个常见的误区。有这种顾虑是正常的，说明您认真阅读了药品说明书，每个药物后面都有它的不良反应及对肝、肾等脏器的影响，您也不必过于担心，临床中，医生都是结合糖尿病患者的肝、肾功能，评估了整体情况之后选择的个体化用药。如果不服用降糖药物，虽然没有药物对肝、肾的影

响，但糖尿病本身对肝、肾、血管的影响也是存在的，甚至可能会更严重。权衡利弊，糖尿病患者还是要规律口服降糖药，只要定期检测肝肾功能即可。

06 只要血糖恢复正常就是痊愈

血糖恢复正常不代表就是痊愈！血糖正常只能表明通过各种治疗手段达到了较好的血糖水平，或者说您已经是一个熟练的五架马车的"驾驶员"。一旦您放松了对这五匹马的协调驾驶，血糖忽高忽低，那么马车出现偏离正道就指日可待了。

07 "我有一个'纯中药'，没有副作用"

有些糖尿病患者听到别人介绍说某药"纯天然""纯中药"而且降血糖的效果良好，还没有"副作用"，也不去探究其成分，一味地往嘴里送。有些所谓"纯中药"里面添加了药物没有写在说明书上，如苯乙双胍、格列本脲等西药降糖药成分，也不知所加的量是多少，也不知您是否有禁忌证，盲目服用，可能会导致病情波动，甚至加重病情。退一步讲，即使是"纯中药"，一般药物也要辨证用药的，也不是随意服用的。况且哪有那么多的"根治"的药物呀，您说是不是？

08 今天饭多吃了点，那我就加片药

这样的想法和做法都是片面的。在日常生活中由于某些特殊的原因，如过节、应酬等，糖尿病患者偶尔会多吃了点，这时可以根据血糖水平、进食量等适当调整胰岛素、降糖药药物的用量，但这只是权宜之计，只能偶尔为之。如果常常这样会形成一种习惯，从而导致血糖波动较大，还可能会导致体重的增加、形体的肥胖，这些都不利于糖尿病病情的控制。

09 血糖降不下来就需要加药换药

血糖降不下来我们要找出原因，而非自行胡乱的加药或是换药。

导致血糖升高的原因有许多，如：①是否控制每日摄入的总热量及合理、清淡、少油盐、低糖的饮食；②每天是否采取适当的体育锻炼；是否养成良好的生活习惯，不熬夜、抽烟、酗酒等；③是否保持心情愉悦、心态乐观等；④是否了解自己的血糖水平，有无定期监测血糖；⑤是否按时规律服药以及正确服药等。上述任何一个环节出了问题，都会影响血糖的波动。

若排除了这些诱发因素，血糖依旧降不下来，那么就要到正规的医疗机构就诊，由医生制定相应的治疗方案。

总之，加药或是换药都要在医师的指导下进行，切不

可因血糖升高，不查明原因就自行做主加用降糖药物，使得自己病情更加复杂。

10 血糖稳定可以停药

虽然糖尿病是可防可控的疾病，但绝不能因为血糖稳定就盲目地停药。血糖稳定是因为在服药调整的情况下才达到的相对平衡，而不是体内的胰岛功能恢复。盲目停药后，血糖的水平很有可能会再次升高，还可能诱发严重的并发症。有些病情较轻的 2 型糖尿病患者经饮食、运动加药物正规治疗后，血糖恢复至正常，可以在医师的指导下适当地减少降糖药剂量，或停用一段时间，继续保持饮食及运动治疗。但不论是减药或停药，这都是渐进的过程，依然要密切监测血糖，持续饮食控制及运动锻炼，当发现血糖再次升高时，要及时至正规医院就诊，以利于疾病的控制。

11 打胰岛素跟"吸大烟"一样，打了就停不下来了

大错特错！

应用胰岛素的几个条件我们前面已经说过了，当血糖很高时，选择胰岛素降低血糖，是为了尽快平稳降低血糖以减少高血糖毒性，一般血糖降下来以后可以考虑改为口服降糖药物或口服降糖药物与胰岛素联合应用。还有些患

者是在患病多年、胰腺炎等疾病情况下，自己已经不能生产胰岛素只能靠外来的胰岛素进行补充，就好比我们自己体内不能生产粮食要靠吃饭补充能量一样，这不是成瘾的问题，而是因为身体原因离不开胰岛素了，如果不进行外源补充，血糖就会保持在很高的水平，并发症也会接踵而至。

⑫ 使用胰岛素就不用控制饮食了

有的糖尿病患者认为自己打了胰岛素就想吃什么吃什么了，吃多了就多打点，吃少了就少打点，这个观念是非常不正确的。

接受胰岛素治疗的糖尿病患者，如果随意增加饮食，会使摄入的总热量和升糖物质过多，从而导致血糖升高，而升高的血糖往往又会通过再次增加胰岛素剂量来进行控制。增多的饮食可能会导致一个恶性循环：吃多了→血糖升高→增加胰岛素用量→出现低血糖，再次增加饮食→血糖又升高→再加胰岛素用量……，胰岛素量越用越多，您的血糖就会越来越不好控制，而且您的体重也越来越重。

因此，应用胰岛素治疗的糖尿病患者，同样需要合理控制饮食。这样不但增强机体对胰岛素的敏感性，还有助于胰岛素有效作用，更好更快地将胰岛素用量调整至最佳水平，甚至减少胰岛素的注射剂量。

（二）饮食

⑬ 得了糖尿病就再也不能享受美食了

好多人认为得了糖尿病"不能吃肉，也不能多吃粮食，亦不能吃水果，而蛋糕甜点就更不用想了，许许多多的不能……"，其实不然，只要合理饮食，掌握住饮食控制的技巧，糖尿病患者也是能够吃到美味佳肴的。合理饮食就是要保证每日的营养供应和热量，参见饮食治疗部分，只要记住当天所吃的食物总量要等同于自身标准体重及活动强度摄入一致的热量即可。总之，采取科学的饮食，也就是控制总热量，以等量来交换的原则。

⑭ 甜食一律拒之口外

生活中有很多甜味物质，例如大家耳熟能详的糖精，甜度很高但不被身体吸收。还有诸如甜叶菊、木糖醇、果糖、甜蜜素、阿拉伯糖等均能作为糖尿病饮食的甜味剂。这些非糖甜味剂可以增加食物的甜度，但却不增加食物的热量，糖尿病患者是能够吃的，也有着改善糖尿病患者口味的作用，像现在市面上所出售的无糖月饼、无糖酸奶就多是以木糖醇作为添加剂的食物，但需要注意的是这类食物中所含的面粉和油脂等其他的成分仍然可以转化为葡萄糖，所以不能因其标榜着"无糖"的标识而被迷惑，对无糖糕点也是要控制的。

⑮只吃粗粮不吃细粮

粗粮含有丰富的膳食纤维、维生素 B 群、优质蛋白、无机盐、铁等营养素，有利于降糖降脂，还具有降低血压、减肥、降低心脑血管事件发生风险的作用，因此很多糖尿病患者只吃粗杂粮，而不吃细粮，其实这是不对的。任何食物吃多了都有坏处：①若长时间只吃粗粮，会影响胃肠道的消化和吸收功能；②粗粮中所含嘌呤相对较高，长时间只吃粗粮会导致体内嘌呤代谢异常，引起高尿酸血症或痛风的发生；③长时间只吃粗粮会导致营养不良，影响对蛋白质、无机盐和某些微量元素的吸收，使人体缺乏营养元素，造成面有菜色的表现。

因此，糖尿病合理的主食饮食方式应该粗细粮的搭配，三餐合理分配，粗中有细、细中有粗。

⑯无糖食品高枕无忧，可以随便吃

这里所说的"无糖食品"实质上是用了甜味剂代替蔗糖的食品，这些食品经过消化吸收、分解以后，还是会变成葡萄糖，和吃馒头、米饭所吸收的糖分及热量没有什么不同；另外，不少"无糖食品"里面可能含较多的脂肪，因此，糖尿病患者在食用无糖食品时，也要将它的热量列入计算，同时相应的减少主食量，不能因其标榜"无糖"就随意地吃。

⑰ 不甜的水果就一定低糖

相信有不少的人都认为糖就等同于甜，很甜的水果里面所含的糖分就多，而不甜的水果其糖分就少，其实这是不正确的。"糖"并不单单指我们所能够尝到味道的葡萄糖、果糖、蔗糖，还包括甜味不明显的淀粉，这些"糖"会在人体内被分解成葡萄糖而产生能量。

拿西瓜、火龙果、猕猴桃为例，西瓜吃起来最甜，火龙果最不甜，而猕猴桃则最酸，从数据显示来看，每 100g 的火龙果所含的糖类为 13.3g，每 100g 的猕猴桃含有糖类为 14.5g，每 100g 的西瓜中糖类却仅有 5.8g。这就显示出不甜的或酸味的水果并非低糖，而甜度高的水果也不等于高糖。因此，糖尿病患者在选择进食水果时，不能都以口感来判断糖的多寡，而是要看其糖类的含量和它的血糖生成指数来综合考虑。

⑱ 糖尿病患者一定要与粥粉面汤"一刀两断"

粥粉面汤是餐桌上常见的食物，它们的热量高，对餐后血糖的影响尤其明显，进食后半小时至 1 小时内的血糖会明显升高，又因糖尿病患者胰岛素分泌延迟的关系，很容易诱发低血糖反应，进而使得血糖波动幅度较大，不利于血糖的控制，因此，糖尿病的患者不适合吃。但若是患者血糖控制良好，偶尔为之也是可以的，只是做粥或面汤时要尽量添加粗粮烹煮，以增加膳食纤维，利于降低升糖指数。

⑲ 牛奶含乳糖，糖尿病患者要敬而远之

这种说法是错误的。牛奶含糖量只相当于某些蔬菜，如白菜、西蓝花等的含糖量，而低于绝大多数水果，对患者的血糖影响不大。

糖尿病患者由于高血糖、尿糖和渗透性利尿，会使大量钙质从尿中流失，导致血钙的降低，钙离子对胰岛 β 细胞的刺激作用受到抑制，胰岛素分泌减少，会加重病情造成恶性循环。而牛奶中含有丰富的钙，并且钙、磷比例适宜，还含有一定量的维生素 D 和乳糖，这些都有利于钙的吸收，从而减轻糖尿病患者因钙流失引起的恶性循环，同时还能提供优质的蛋白质。因此，糖尿病患者不仅要喝牛奶，而且最好每天的饮食中都要有一定量的牛奶。乳糖不耐受的患者喝牛奶后可能会出现腹胀等不适，需根据自己的情况减量或不喝。

⑳ 荤油不能吃，植物油多吃没事

很多糖尿病患者知道荤油不能多吃，而对植物油就掉

以轻心，认为植物油含脂肪少，多吃也没事。事实上，不管是动物油还是植物油，它们都是脂肪，都属于高热量食物，它们的区别只是所含脂肪酸比例不同，但两者的产热量完全相同，所以植物油对患者的体重和血糖的影响与动物荤油一样，也是不容忽视的。如果糖尿病患者对植物油不加以控制的话，会很容易超过每日摄入的总热量，从而使血糖升高。有些研究表明，严格限制动物油的摄入可能会增加阿尔茨海默病的发病率，因此，食用的油还要多种多样，掌握好摄入量即可。

21 糖尿病患者能吃零食吗

部分糖尿病患者认为大多数零食含油脂量或热量都较高，任意使用会使糖尿病患者一天的总热量超标，这样就会使控制好的一日三餐的坚持功亏一篑，所以完全不吃零食。

吃零食也不是完全不可以，但要讲究营养、适量、合理的原则，在挑选零食时应选择天然，无加工或少加工，升高血糖不明显，低糖、低盐、低油脂、无添加剂的零食。如：①低糖蔬菜类黄瓜、西红柿等；水果类如牛油果、甜瓜、杨梅等对血糖影响都不大，可在血糖、血脂控制平稳的前提下适当吃；②坚果类如核桃、腰果、花生、瓜子等，每人每周建议 50~70 克（不含果壳重量）；③油炸类如薯片、薯条等坚决不能吃；④吃零食时一定要把零食的热量计入一天的总热量中，在两餐之间：早上9:00~10:00，下午 3:00~4:00 或睡前一小时吃。

㉒ 只吃素不吃荤

荤食含有高脂肪，吃多了对糖尿病的治疗不利，所以一部分糖尿病患者干脆就不吃了，只吃素，殊不知这种做法是错误的。因为动物性、植物性食物的营养是不能相互代替的，动物性食物蛋白质含量高，氨基酸比例恰当，而植物性食物（豆类除外）是不完全蛋白质，缺少赖氨酸，营养不全面；另外只吃素，没有了蛋白质的饱腹感，患者饿得更快，而且长期这样的饮食结构，会造成脂溶性维生素、必需氨基酸和蛋白质的缺乏，容易导致患者抵抗力低下，更易发生感染。所以，这样的进食方式也是不可取的。

㉓ 坚果类不含糖可以多吃

糖尿病患者都会很在意自己平时所吃的食物，他们不敢吃那些含糖量高的食品，但一部分患者却认为坚果类食物含糖低或不含糖，可以多吃，这绝对是错误的观念。坚果类食物含有大量的脂肪，这也是它们吃起来比较香的原因，糖尿病患者如果把坚果当零食吃，不加以限制，将导致总热量严重超标，从而升高血糖。糖尿病患者可以吃坚果，但要把坚果当食用油吃，吃了坚果，就应该减去食用

油的量，两者的换算比例为 2:1，即 2g 坚果相当于 1g
植物油。

24 多吃南瓜能降血糖

20 世纪 80 年代，在日本北海道发现"裸仁南瓜"对
预防糖尿病有一定效果，由此在日本兴起了"南瓜热"。
很多商家以此为依据，开发了很多产品，如南瓜粉、南瓜
降糖茶、南瓜饼干等食品。实际上，多数普通品种的南瓜
属于血糖生成高指数食物，多吃不但不能降血糖，还会升
高血糖。患者不明所以，被各种宣传所误导，大量买来各
种南瓜产品食用，还有热衷食疗的糖尿病患者则从市场上
买来南瓜天天坚持吃，也不定期监测血糖，结果使血糖控
制不理想，糖尿病的并发症提早出现，耽误了病情。

25 吃山楂降血糖且不控制摄入量

民间流传着吃山楂降血糖的食疗方法，那么，山楂真
的能降血糖吗？山楂是人们熟悉的消食健胃食品，又是常
用的中药之一。山楂含有枸橼酸、苹果酸、糖和蛋白质等
化学成分，有扩血管、降血压、降胆固醇等作用，并没有
降血糖功效。山楂含有较高成分的果糖，多吃非但不能降
血糖，还会影响血糖控制。糖尿病患者可以适量食用山
楂，可以助消化，降血脂，还可防治糖尿病心脑血管并发
症，但不能无节制地食用。

26 糖尿病肾病不能喝水，会加重病情

患者能不能喝水，喝多少水，是根据糖尿病肾病病情定的。

①肾功能正常，尿量也正常，无颜面及下肢水肿，也无胸闷、憋气等心衰表现时，患者不必严格控制饮水量，正常饮水即可。

②肾功能失代偿伴有水肿或出现胸闷、憋气等心衰表现时，患者就必须严格控制水的摄入量了。每天要监测体重并计算 24 小时的尿量，饮水量应为前一天的尿量 + 500ml 来进行计算，但不能超过 1000ml，同时也要注意食物里面含有的水分，当口干口渴期间可以少量多次饮用玉米须水、冬瓜水来利尿消肿。

（三）运动

27 凡是运动都有降糖作用

运动能否起到降糖作用，取决于运动的方式和运动量。运动方式选择的不对，运动强度太小或太强，运动时间太短或太长，都难以达到理想的降糖效果。对有糖尿病慢性并发症如糖尿病足的患者，盲目运动还可能加重病

情。因此，糖尿病患者在运动之前最好能到医院检查，进行全面评估，了解有无相关并发症及血糖控制情况，根据医生的建议进行有效的运动。

28 运动时间越长越好

糖尿病患者适当地运动有助于降低血糖，增加胰岛素敏感性，但运动时间不是越长越好，运动应遵循循序渐进、持之以恒的原则。运动的时候，肌体会产生乳酸，长时间的运动会让乳酸大量堆积在身体内部，造成肌肉疲劳、酸痛、痉挛；另外，长时间的运动，肝脏和肌肉中的糖原消耗过大，容易产生低血糖。

29 运动强度越大降糖越快

糖尿病患者运动并不是运动强度越大越好，一定要掌握好强度，平时就定时定量地运动。有的患者平时没有时间运动，仅仅靠在周末进行高强度的运动来进行突击，平时不运动时血糖高，超大运动时血糖又低了，这样血糖忽高忽低，有害无益。运动强度越大，发生低血糖的概率就越大，如果总是发生低血糖反应，对糖尿病患者来说没有好处，同时，过量运动可使脂肪分解产生酮体，导致酮症酸中毒的发生。

30 跑步比走路更有效

跑步曾经是有氧运动之王，但是近年来它的地位正在动摇，快步行走（简称快走）在有氧代谢运动上丝毫不输于跑步，而且具有更安全、更容易坚持的优点。我们每走一步路，脚底所受的冲击大约是体重的 1~2 倍，跑步则提高到 3 倍左右。所以快走比跑步更不容易对负重关节，尤其是膝关节造成损伤，只要快走时注意做到：每次持续 30 分钟 ~1 小时左右，每次坚持快走 5~8km，每周进行 3~5 次，同样能达到理想的锻炼身体、降低血糖的效果。需要注意的是，步行前应先活动关节，做做拉伸运动，步行时应全身放松，将重心放在脚掌上。

31 越早起床运动，效果越好

很多人都有早晨锻炼的习惯，经常是起床后先出门晨练，运动结束后再吃早餐，但这对于糖友们来说是个非常危险的习惯。在长时间空腹状态下运动的过程中很容易出现汗出、头晕、心悸等低血糖的症状。另一方面，冬季早晨气温偏低，人体在寒冷的环境下交感神经兴奋性增强，合并心脑血管并发症的糖尿病患者，遇冷空气刺激或劳累很容易出现心脑血管意外。因此，糖尿病患者应把锻炼的时间定在早餐后温度适宜的上午来进行，并且在运动的前后监测血糖，及时调整运动习惯，科学合理地锻炼才有助糖尿病的治疗。

32 做家务就是运动，就不用再运动了

经常有糖尿病患者抱怨"我这一天要洗衣服，做饭，打扫卫生，还得帮着带孩子，活动量够大了，体育运动就算了吧"，这种想法是错误的。家务劳动虽然琐碎繁重，但是能量的消耗远远不能满足防治糖尿病的需求，不能完全代替体育锻炼。将家务劳动和体育锻炼结合起来进行是一个很好的方法，如带着孩子较长距离地散步等。这样不仅完成了不得不做的部分家务，而且还同时进行了必要的体育锻炼。

33 克服各种身体不适，坚持运动

这样做是非常危险的。

有些糖尿病患者进行大量的体育运动过后，会出现头晕、出汗、心慌，严重者甚至出现意识障碍、昏迷等低血糖的表现，从而可能对心、脑等器官造成严重不可逆的损伤；还有糖尿病合并心脑血管疾病的患者，在运动时如出现心慌憋气、胸闷胸痛、头晕头痛等症状时，应立即停止运动并尽快到附近的医院就诊，而不是盲目地继续体育运动。运动一定是在保障身体安全的前提下进行的，也一定是不以引起身体不适为度。

34 "鹅卵石路" 有按摩作用，多走多受益

当下随着人们越来越注重养生保健，喜好走鹅卵石路的朋友也越来越多，正常人经常走走鹅卵石路，的确可以有效刺激和按摩足底穴位，起到强身健骨、促进血液流通的作用，但对于糖尿病患者来说，鹅卵石路应该"敬而远之"。特别是当糖尿病患者下肢远端缺血或有神经病变时，患者的知觉、痛觉、冷热感觉出现问题，在开水里不觉得热、踩到钉子不觉得痛，在这样的情况下，就更不能走"鹅卵石路"了，以免糖尿病足的发生。

（四）保健品

35 保健品根治糖尿病

作为糖尿病患者，渴望自己的病情能有办法根治，这种心情是可以理解的。截至目前，没有根治糖尿病的办法，如果说保健品能根治糖尿病，那一定是夸大其词。

保健品再好也不是药品，目前，尚无任何正式的研究成果和文献证明这些保健品具有降糖作用。因此，保健食品在糖尿病治疗中的正确定位应该是辅助治疗，只能在坚持服用降糖药或者注射胰岛素的基础上酌情服用。所以，

糖尿病患者千万不要轻信一些广告用语，随意终止正规治疗。那样很可能贻误病情，甚至酿成大祸。

㊱ 相信降糖"纯中药制剂"

现在有很多商家打着"纯中药制剂"治疗糖尿病的广告宣传，鼓吹"无毒副作用""安全快速""可治愈"等。许多患者特别是中老年人对此坚信不疑，去购买和服用所谓的"纯中药降糖药"，这是一些不负责任的商家和媒体对老百姓的误导。

糖尿病是可治之症，但却不可治愈。无论单方或是复方中药降糖效果都是有限的，中药对于糖尿病患者的作用，主要不是用它来降糖，而是通过滋阴、活血、补肾等方法来改善和防治慢性并发症。因此，中药不能作为糖尿病治疗的主导药，只能是起辅助治疗作用。大家比较熟悉的消渴丸，也并非纯中药，其明显的降糖作用，主要来自于其中所加的西药成分——格列本脲。

所以，在此特别叮嘱广大糖友们，一定要在糖尿病专科医生的指导下规范治疗，不要盲目轻信商家宣传的"纯中药制剂"。

预防调护
"注重细节"

01 初次就诊前的准备

怀疑自己得了糖尿病，要到医院就诊，不要随便听别人的建议没有确诊就开始服药。①第一次看病最好空腹，以便做一些检查；②如果有以前体检的结果也要带上，可以为医生提供诊断或进一步检查的参考；③仔细听医生的讲解，如果不明白医生安排的检查，如餐后 2 小时血糖怎么测等，一定要问清楚，避免做的检查不合标准，不能为再次就诊提供依据。

02 复诊前准备

①带着上次的就诊记录本；②把上次医生要求做的检查在就诊前做好并取出化验结果；③尽量比挂号条上的时间早一些到达医院；④详细叙述上次到此次就诊期间病情发生的变化和症状，可以提前记录在本上，以免就诊时匆忙而遗忘。

03 确诊的患者多长时间就诊一次

就医的频次取决于您的病情与就医目的。如果您是新查出的糖尿病或过去糖尿病控制良好，但近来感到身体很不舒服，怀疑有反复，这就需要次数多一些，一般要在 1 周左右 1 次，如果有酮症那就要 2~3 天一次，直至病情得到控制；如果病情平稳，可以半个月或一个月就诊一次。

如果您的症状比较轻微，糖尿病控制良好，也不能"刀枪入库，马放南山"。您可根据情况 1~2 个月就诊一次。这是因为糖尿病的控制以控制血糖为根本，但还应包括控制血压、血脂、体重等。如果不注意全面控制，并发症如冠心病、脑血管病等就会找上门来，损害您的健康，所以不能心存侥幸。

04 "糖尿病" 教育——患者也是管理者

糖尿病作为一种严重危害老百姓健康的慢性疾病，健康宣教和自我管理甚至比药物治疗更重要。如何做好糖尿病的自我管理呢？

①要正视并接受自己罹患糖尿病的事实，并积极的对待它。其实得了糖尿病并不可怕，只要病情控制得当，完全可以生活得如同健康人一样精彩。

②在生活的管理中，要严格的控制饮食，不断地积累经验，并根据自身的情况制定出来一个适合自己并能长期坚持的食谱。

③要坚持锻炼，采取适合自己的锻炼方式，既强健身体又不会对身体产生过大的负担。

④定期监测血糖，如果有条件可以买一台家庭用的血糖仪，这样不仅方便而且比较容易坚持下去。如果条件不

允许，也要定期去附近的医院监测血糖。做到"自己的血糖自己心中有数"。

⑤多和其他糖友交流自己防治糖尿病的经验，博采众人之长，吸取其他人的经验教训。多参加社区组织的慢病防治讲座，真正做到"我的身体我做主"。

05 情绪不良也是糖尿病发生的导火线

人的情绪可以通过大脑自主神经来影响胰岛素的分泌。当人处于紧张、焦虑、恐惧等不良的情绪状态时，大脑会控制肾上腺素等升血糖的激素大量分泌，间接抑制胰岛素的分泌、释放。当抑制长期存在时就可能引起胰岛功能障碍，使胰岛素分泌不足成为一个固定的模式，进而导致糖尿病。同时，情绪波动也会升高血压，使病情加重。

06 糖尿病患者切勿忽视心理保健

不良的情绪是糖尿病的致病因素之一，因此，心理保健对于糖尿病患者来说很重要，它甚至左右着糖尿病的发展方向，所以糖尿病患者切勿忽视心理保健。

那我们就说说糖尿病患者心理保健的几个要素。

①保持情绪稳定：要做到把"身体健康"放在第一位，对不顺心的事情置之度外，对"名利"淡然处之。

②克服麻痹思想：随着患病时间的延长，往往就放松

了要坚持健康生活方式和坚持服药这根弦，麻痹大意，因此一定要在放松心情的同时克服麻痹思想，持之以恒地做好生活方式的管理。

③生活丰富多彩：多参加有益的活动，丰富多彩的生活会使人心情舒畅、精神愉快。

07 对于糖尿病不要轻视亦不要恐惧

当您戴上糖尿病这顶"帽子"时您是什么样的反应？是无所谓、听之任之，还是恐惧、不知所措？其实，糖尿病没那么可怕，真正可怕的是对糖尿病的无知，就像上面那样的反应。只要做到早期发现、早期诊断，接受科学、正规的治疗，与医生密切配合，找出最适合自己的个体化治疗方案，定期复诊，学习并掌握糖尿病防治知识，正确地对待糖尿病，保持良好的心理状态，是完全可以有效控制病情的。糖尿病患者也一样能够正常生活、工作，拥有较高的生活质量，甚至健康长寿也不是"梦"。

08 能吃能喝不一定都是福

中国有句老话："能吃是福"，是这样的吗？随着现今社会物质生活的极大丰富，大吃大喝会引起肥胖这是毋庸置疑的。而身体内脂肪的增多会导致人体分泌的胰岛素"反应迟钝"，不能很好地起到降糖的作用，血糖一直维持在一个高的水平，这就是糖尿病的主要表现。除了糖尿病以外，大吃大喝还可能引起痛风、高脂血症等多种代谢性疾病，这些对身体健康都是极为不利的。

所以能吃能喝未必是好事，合理膳食是保持身体健康的良好途径。

09 甜食好吃，但要适量

虽然糖尿病不是吃甜食引起的，但吃甜食却是糖尿病的危险因素之一。过多地摄入糖分，会增加胰岛素抵抗，使得胰岛不得不努力分泌更多的胰岛素来维持血糖的稳定，最终引起了糖尿病的发生。因此，虽然吃甜食是一种享受，但是过度的"甜蜜"也会带来烦恼，为了身体健康，吃甜食适量是十分必要的。

10 小汽车带来的烦恼

社会的发展在交通方式方面也改变着人们的生活习惯，私家车的普及大大方便了人们出行的需求，但是却剥夺了现代人为数不多的身体运动的机会，长时间开车最容易肥胖的部位便是腹部，腹型肥胖最容易引起糖尿病等疾病的发生。

因此，虽然人们的生活好起来了，有了属于自己的汽车，但是为了身体健康还是要适当选择一些其他的交通方式，如骑车、步行等，或者单独安排时间进行体育锻炼。

⑪ 糖尿病患者要控制饮食但还要营养均衡

糖尿病患者在控制饮食的同时，不能丢掉营养。在糖尿病治疗的"五驾马车"题目中，我们详细介绍了糖尿病患者饮食摄入量及分配比例，大家一定要根据自己的体重及每天的活动量来计算每日应该摄入的量，不要盲目地减少某一样物质的量。因为总热量高了，血糖会升高，并发症也会随之出现；总热量低了，会出现低血糖，甚至是昏厥。所以，糖尿病患者在饮食控制的同时，一定要保持丰富的营养，饮食要多样化。

⑫ 吸烟也会增加 2 型糖尿病的发病风险

"饭后一支烟，赛过活神仙"，当您沉浸在吞云吐雾中享受时，烟草中的有害物质（尼古丁、一氧化碳、焦油等）也就进入了您的身体，这些有害物质可使组织缺血、缺氧，及血液黏稠度增加、血流不畅，不仅可加重心血管疾病、神经病变、眼病、肾病等各种并发症，还可以导致血脂异常，容易形成血栓，对糖尿病患者无疑是"雪上加霜"。因此，戒烟对预防 2 型糖尿病和糖尿病并发症都是有百利而无一害的。

⑬ 糖尿病患者能饮酒吗

正常人少量饮酒可以起到活血化瘀、舒筋活络的作用，那么糖尿病患者可以饮酒吗？糖尿病患者不宜饮酒。这是因为饮酒不仅可以引起低血糖，而且不利于血脂的控制。另外饮酒还可升高血尿酸，糖尿病患者常伴有高尿酸血症，饮酒容易诱发或加重痛风。适当饮些干红可以，干红酒中含有花青素，有一定的保健作用。

⑭ 1 型糖尿病的蜜月期

1 型糖尿病患者尤其是少年、儿童患者在发病早期应用胰岛素治疗后，胰岛素用量逐渐减少，甚至有些患者可以完全停用胰岛素达数月，其血糖水平也能维持在接近正常或正常范围内，称之为糖尿病"蜜月期"。但"蜜月期"是一过性的，仅能持续数月或一年，若以为停用胰岛素是糖尿病治愈的表现是错误的，1 型糖尿病是不能治愈的。在"蜜月期"应继续保持健康科学的生活方式，监测血糖，根据血糖情况调整胰岛素用量，千万不能放松对自己的管理，否则会导致"蜜月期"很快结束，甚至酮症酸中毒的发生。

⑮ 餐桌上的天然胰岛素——苦瓜

对于糖尿病患者来说，苦瓜作为餐桌上常见的蔬菜，具有较高的药用价值，苦瓜的"苦"能降低"甜蜜的糖"，具有较好的降糖疗效。苦瓜中有一种物质叫苦瓜降糖多肽，该物质与胰岛素功能相似，被称为植物胰岛素。所以糖尿病患者可以通过吃这种"天然胰岛素"来辅助降糖，凉拌、榨汁、炒菜都是不错的进食方式。但要注意，虽然苦瓜有一定的降糖作用，但不能代替药物治疗，而且苦瓜味苦性凉，易败坏脾胃，像孕妇和脾胃功能较差的患者应少吃或不能空腹进食。

16 "春捂秋冻"适合糖尿病患者吗

老话说得好"春捂秋冻，不生杂病"，那么这个养生之道也适合糖尿病患者吗？"春捂"还可以，"秋冻"却是万万不行的。春季，乍暖还寒，抵抗力低下的糖尿病患者更容易患感冒，所以应时刻保暖，不能骤减衣物，要捂得适当才能抵抗寒气侵袭。而秋季，天气渐渐变冷，对于合并有血管病变的患者来说，局部的血流供应较差，受到寒冷刺激后容易造成缺血，从而引起组织坏死和糖尿病足等严重并发症，也容易诱发心肌梗死、脑梗死等疾病。

17 糖尿病患者运动还要看服药时间

糖尿病患者在外出运动时，要配合服用降糖药的时间，以服药时间为中心，再安排运动。一般来说，服用降糖药的患者可在饭后一小时左右开始活动，因为运动能够降低血糖，饭后一小时降糖药的作用已经开始减弱，从而避免了降糖作用的叠加，降低低血糖的发生率。

18 有糖尿病家族史者需定期测血糖

糖尿病有明显的家族聚集性，也就是说，具有血缘关系尤其是直系亲属或配偶患有糖尿病，家里其他人得糖尿病的可能性非常大，除了遗传因素，同一个家庭在相同的不良生活方式中也容易一起患上糖尿病。所以，如果直系亲属或配偶中有糖尿病患者的人群应定期检查血糖（包括空腹及餐后 2 小时血糖），及早发现血糖升高的苗头，积极采取相应措施预防或治疗糖尿病，这也是一种防患于未然的手段。

19 心慌汗出应立即测血糖

糖尿病患者无论什么情况下只要出现心慌汗出应立即测血糖。出现反应迟钝或头晕也要测血糖。如果血糖低了，请及时补充糖水、糖块或者巧克力，往往几分钟后低血糖症状便能缓解；如果血糖不低，请及时去医院检查，排除其他原因引起的心慌汗出。

20 血糖仪也需"定期体检"

血糖仪是糖尿病患者生活中不可缺少的"帮手"，不论是医疗机构还是自家的血糖仪都应定期做"体检"，以免被"失灵"的血糖仪"忽悠"了您的健康。

　　家用的血糖仪应该都有生产厂家、维修电话，要每年主动到购买的商店或厂家指定处校正，尤其是自我监测结果与 HbA1c 或临床实际情况不符时。

21 糖尿病周围神经病变自查

　　请您一一对照以下有关您下肢和足部感觉的几个问题，在您日常感觉的基础上判断是否有以下症状。

①您的下肢或足部有麻木感吗？

②您的下肢或足部曾经有过灼痛的感觉吗？

③您的足部对触摸是否过于敏感？

④您的下肢或足部出现过肌肉痛性痉挛的现象吗？

⑤您的下肢或足部出现过刺痛的感觉吗？

⑥当被褥接触皮肤时您有刺痛的感觉吗？

⑦当您淋浴时，是否能清楚地感知水温的变化？

⑧您曾经有过足部溃疡吗？

⑨您的医生是否曾经诊断过您患有糖尿病神经病变？

⑩您大部分时间会感到虚弱无力吗？

⑪您的症状在夜里是否会加重？

⑫您的下肢在走路时受过伤吗？

⑬您行走时能感觉到您的双足吗？

⑭您足部的皮肤会因为干燥而裂开吗？

⑮您是否曾经接受过截肢手术？

如果您符合以上自查项目任何一项或在自我检查中发现足部损伤，说明您已经存在周围神经病变的风险，需要及时咨询医生获得相应治疗，早一分治疗，少一份危险。

22 糖尿病足截肢前要做血管检查

糖尿病足坏死严重时需要进行截肢手术，截肢前需要进行详细的评估，制订合理的手术方案，专科的血管检查是必不可少的。

血管检查包括踝肱比指数、下肢血管超声、核磁共振检查、血管造影等，这些检查能够明确截肢的部位。理想的截肢平面是保证伤口愈合的情况下尽量低，在去除病灶的前提下尽量保留残肢的长度，具体的位置就需要根据血管检查和病变程度确定。另外，血管检查还能决定是否需要搭桥、支架等手术，以改善局部供血，保证手术成功。

23 糖尿病患者要经常"光顾"心内科

糖尿病与冠心病关系密切，在医学界已经达成"糖尿病是冠心病的等危症"的共识，有人还用一枚硬币的正反面来形容二者之间的关系，糖尿病和冠心病如影随形。有研究显示，欧美国家中 77% 的糖尿病患者合并不同程度的心血管病变，而糖耐量异常者约 20% 伴有心血管疾病。由此可见糖尿病患者是心血管疾病"青睐"的人群，所以，一旦得了糖尿病，就要到心血管科去就诊，早期发现、早期治疗，不要等出现很不舒服的症状时再去就诊。

24 糖尿病易发高血压

糖尿病患者相对非糖尿病患者来说，更容易患上高血压，因为糖尿病患者自身持续高血糖状态，这不仅会对细胞产生毒害作用，而且加速了动脉粥样硬化，从而促进高血压的发生；另一方面，胰岛素抵抗是糖尿病和高血压共同的发病基础，二者具有相辅相成、相互促进的关系。

25 糖尿病患者自我监测血压不可少

鉴于糖尿病和高血压这种紧密的关系，糖尿病患者自我监测血压是必不可少的。第一次看病时，糖尿病患者必须量血压，如果高，下次就医时必须复查血压，即使首次就诊血压不高，在日常生活中也要定期监测血压。每3个月必须监测血压1次，以便早期发现高血压或评价高血压控制的情况，糖尿病患者最好把血压控制在140/80mmHg以下，老年患者血压目标值可适当放宽至150/90mmHg。

26 糖尿病患者天冷泡脚注意水温

糖尿病患者足部神经感觉较常人迟钝，到了秋冬寒冷季节时，泡脚应该注意掌握水温，否则会极易被烫伤，下面我们就说说糖尿病患者泡脚注意事项。

①水温不宜过高，以 38~40℃为宜，泡脚前一定要让家人试一下温度，最好是用可以选择温度的泡脚桶，待恒温后再把脚放进水里，以免发生烫伤。

②不宜饭后马上泡脚，最好饭后一小时再泡，老人泡脚时间不宜过长，一般以 15~30 分钟为宜。

③禁用刺激性药水泡脚，如有破溃的伤口不要泡脚。

④泡脚前检查有无皮肤破损、脚气、胼胝等，发现双脚表皮破溃时应及时到医院处理。

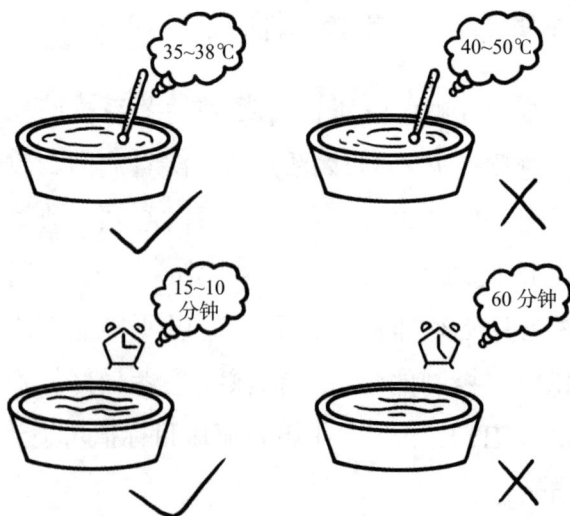

27 糖尿病患者洗脚后的注意事项

①糖尿病患者洗脚后要用柔软、吸水性强的干毛巾擦脚，而且动作要轻，要彻底擦干，尤其是脚趾缝，切勿用粗布或旧毛巾用力擦，以免造成皮肤擦伤。

②最好选择白色的毛巾，以便及时发现血迹或者脓包，及时进行治疗。

③脚洗净后，要涂一些油脂类的滋润霜，因为糖尿病患者足部皮肤干燥，特别是足跟部容易出现皲裂，稍不注意就会形成溃疡、感染。

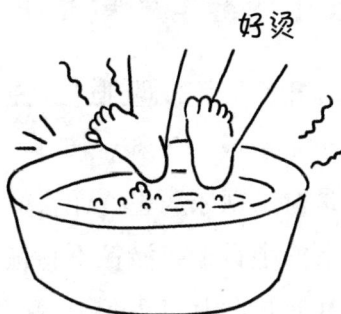

好烫

28 糖尿病患者学会剪指（趾）甲

剪指（趾）甲对普通人来说，也许是小事一桩，但对于糖尿病患者而言，如果方法不当，就会引起严重的后果。那么，如何正确地剪指（趾）甲呢?

①正确的修剪指（趾）甲的方法是呈圆弧状推进剪，然后用指甲刀上的锉刀磨光，避免太尖，以防不小

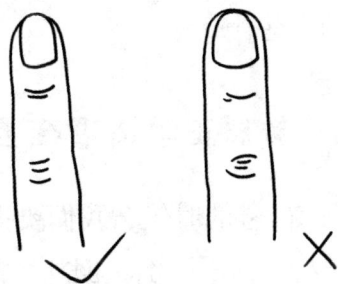

×

心划破皮肤。

②指（趾）甲不能剪得太短，否则易引甲沟炎。如出现甲沟炎，应及时涂抹消炎药或及时就医，以免局部发生损伤，继发感染。

③老年人或视力不佳者，需请他人代剪。

④不能和他人共用指甲剪，避免交叉感染。

29 小心鞋里面藏着小石子

相信大家都遇到过这种情况，走着走着路鞋子里面进去小石子或者沙粒，脚丫会立马告诉我们不舒服或者疼，但是对于糖尿病患者而言，由于感觉异常，长时间硌在脚底下的小石子或沙粒不易被察觉，会把皮肤硌破，导致糖尿病足的发生。临床上就有过糖尿病患者因为鞋里面的小石子引发糖尿病足，最终走向截肢的实例。所以，对于糖尿病患者而言，在穿鞋之前应该学会磕一磕，试着倒倒看，防止里面真的有些什么。

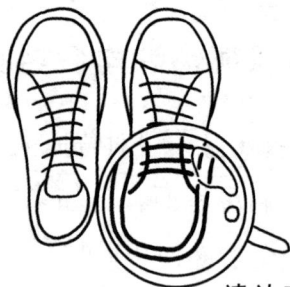

请认真检查

30 教您正确清理鞋里的异物

磕鞋的时候，我们要把鞋子立起来，后跟向下在地面上磕一磕，再倒一倒。在检查完之后，我们再把手伸进去摸一摸，看看里面是不是真的没有东西了，避免有些尖锐的东西扎在鞋里面不容易被磕出来，也顺便摸一摸我们鞋子里面是不是平整，别没有被"异物"硌伤脚丫，反倒是被我们不平整的鞋垫给硌坏了。

31 糖尿病患者如何选择鞋子

①看鞋面，要挑柔软、材料透气的鞋。

②看鞋底厚不厚，厚底鞋能分散患者脚底所受的力，减少脚变形的概率。

③看鞋膛宽不宽，也就是鞋的前部空间是否充裕。

④糖尿病患者绝对不能穿尖头鞋、高跟鞋，否则很容易导致畸形。

⑤看鞋腰高度，鞋腰过高会摩擦脚踝，引起破溃。

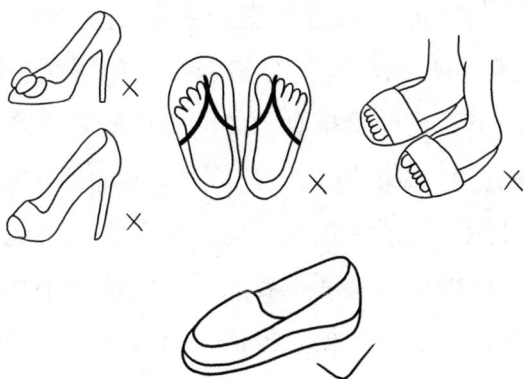

32 糖尿病患者不可乱挖小鸡眼

鸡眼是足部皮肤局部长期受压和摩擦引起的局限性、圆锥状角质增生，俗称"肉刺"，经常有人会直接"随手"将鸡眼拔掉，殊不知这里潜藏着巨大的隐患。糖尿病患者长期处于高血糖下，挖除鸡眼会使皮肤破损，很容易引发糖尿病皮肤病变和神经病变。破损的伤口不易愈合，开放的环境容易导致伤口感染，最终导致足部溃烂。因此糖尿病患者千万不要自己胡乱挖鸡眼，应该在正规医院接受治疗，不要等到感染后再去医院，这样最终会延误了病情，坑害了自己。

33 糖尿病患者莫小看脚气

脚气，大家都是知道是皮肤癣菌引起的，又称"足癣"，在潮湿、高温环境下容易滋生。糖尿病患者由于自身免疫力低下，皮肤抵抗真菌的能力也随之下降，这也导致比常人更容易感染脚气；再加上脚气缠绵不愈，反复发作，很有可能发展成为慢性溃疡，最严重的可能会导致足部坏疽。所以糖尿病患者不要忽视脚气这种小病，除了切忌抓挠之外，还要穿宽松、舒适、透气性好且能吸汗的棉袜子、鞋子，注意足部卫生，不要自行涂药膏，要及时去医院诊治，防止糖尿病足的发生。

34 糖尿病患者需留意足部的痛觉变化

由于糖尿病患者容易伴发周围神经病变，会导致痛觉异常，痛觉的变化能及时反映出糖尿病足的"苗头"。糖尿病患者可能会出现痛觉过敏或消失，痛觉过敏主要有烧灼感、针刺样疼痛，甚至患者在皮肤接触裤子或被褥都有难以忍受的疼痛；痛觉减退或消失则会让糖尿病患者失去了足的自我保护反应，容易受到外界的损伤。比如足部因鞋子不适被磨破或者足底扎了异物，都会因为痛觉消失而不容易发觉。因此糖尿病患者应留意足部痛觉的变化，洗完脚后检查一下痛觉、触觉等。如果出现问题，及时去专科医生那里就诊。

35 糖尿病患者应避免磕碰防止感染

皮肤病变在糖尿病中的危害性不很突出，除了痒之外，患者一般不会太在意皮肤的改变，实际上，皮肤病变是糖尿病神经病变和血管病变的前兆。糖尿病患者由于本身长期处于高血糖的状态，机体免疫能力下降，作为"防御卫士"的白细胞杀菌的能力下降，一旦出现皮肤破损，组织对感染的反应就会减慢，有利于厌氧菌的生长，使感染加重。因此糖尿病患者要避免各种磕磕碰碰的行为，以免感染之后缠绵难愈，悔之不及。

36 得了糖尿病足会截肢吗

糖尿病足分级不同，病情程度不同，处理方式不同，所以，不是所有糖尿病足都会截肢的。

①如果是 0 级，患者严格控制血糖，平时善待自己的双足，注意卫生，防止皮肤破溃、感染等情况的出现，并且一旦发现情况及时就医，积极配合医生诊治，还是能防止糖尿病足进一步恶化的，当然截肢也是可以避免的。

②如果是 1~2 级，在这个阶段的患者如果不及时就医，处理不当，您再大大咧咧的不注意，那截肢也不是不可发生的。

③如果是 3~4 级，足部溃疡累及肌腱、骨组织，并有深部脓肿和骨髓炎，且感染很难控制、血糖居高不下时，往往保守治疗无效需要截肢。

37 老病号要常摸一摸足背动脉

对于糖尿病下肢动脉闭塞症，最简单的检查方法就是经常摸一摸足背动脉。足背动脉，顾名思义，就是位于足背上的动脉，其位置表浅，在足背中部隆起的最高点附近可以触及。如果足背

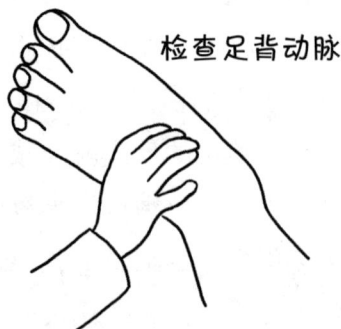

检查足背动脉

动脉搏动明显，手指轻轻一按就可摸到，说明下肢血管情况还好；如果搏动减弱或者干脆摸不到，再加上相应的症状，说明下肢血管出现了狭窄或闭塞，就应该及时去医院进一步检查及诊治。常摸足背动脉对于防止糖尿病足的出现以及糖尿病足的恶化有着积极的意义，可防患于未然。

38 糖尿病足自我筛查

①每日检查双脚，特别是脚趾缝隙、大脚趾下面的区域，观察是否有破损、水疱、裂口等。

②检查有无双脚的畸形，如鹰爪足、拇趾外翻、肌肉萎缩、胼胝（俗称"老茧"）等。

③观察皮肤的温度、颜色和出汗情况：用冷凉的金属体触碰脚部皮肤，检查脚部皮肤是否感觉到冷凉；用37~37.5℃的温水浸泡双脚，是否感觉到温热，如果没有感觉，表示双脚已有明显的温度感觉减退或缺失。还要注意有无皮色发白发暗、出汗减少等情况。

④是否存在感觉异常：用棉花捻成尖端状，轻轻划过脚背及脚底皮肤，看自己是否可以感觉到，如果没有感觉则表示轻触觉消失或减退；用大头针（或缝衣针）钝的一端触碰脚部皮肤，看是否有感觉，如感觉差表示触觉减退。

⑤触摸足背动脉，对比有无搏动减弱或消失。

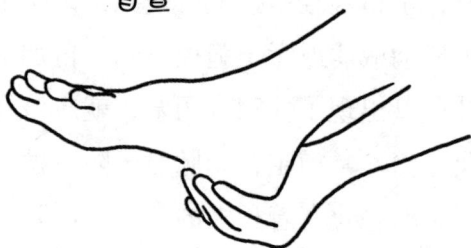

自查

39 预防糖尿病足远离二郎腿

对于糖尿病患者来说，"二郎腿"会加剧抬高的下肢以及足部供血不足，导致下肢神经受压，长时间保持该姿势可出现下肢麻木、足部皮色发白、肢端发凉等情况，久之导致糖尿病足的发生，因此糖尿病患者一定要杜绝跷二郎腿。

40 哪些糖尿病患者需要服用阿司匹林

糖尿病患者存在着血液黏稠度增高的情况，可以根据以下情况选用阿司匹林。

①高危人群：男性＞50岁/女性＞60岁且合并以下任意一项危险因素（吸烟、高血压、血脂异常、心血管疾病家族史、蛋白尿）者，应规律应用小剂量阿司匹林进行一级预防。

②中危人群：男性＞50岁/女性＞60岁无危险因素或男性＜50岁/女性＜60岁合并任一项危险因素者，应

考虑服用小剂量阿司匹林（75~100mg/d）以预防心血管疾病。

③低危人群不宜常规服用阿司匹林。

41 糖尿病心脏病发病率高，做好预防才能安心

预防糖尿病心脏病，需要做到以下几点。

①合理饮食，维持血糖、血压、血脂、血尿酸等指标在合理水平之内；②选择适合自己的运动方式，坚持锻炼；③定期检查血管情况，有无血栓及管腔狭窄；颈动脉 B 超；④坚持规律服药；⑤保持心情舒畅；⑥戒烟酒。

42 糖尿病患者磕碰了怎么处理

我们在日常生活中，难免会有伤到皮肤，出现伤口的时候，这对正常人来说，简单处理一下就没问题了，但糖尿病患者皮肤破损容易感染，需要及时正确处理，这也是糖尿病患者应该学会的技能。

①如果磕碰后只是出现擦伤或没有破口，每天用碘伏进行消毒，保持伤口不被感染即可，还需注意一定要把血糖控制在正常范围内；②如果磕碰后伤口伴有红肿、化脓等症状，说明伤口有感染存在，需要到外科换药，直至伤口愈合；③如果伤口出现了较大的溃疡，请立即就医。

43 糖尿病足患者在家的注意事项

糖尿病足患者病程长，需要家属在家帮助其换药，患者及家属需注意以下几点：①学会无菌操作，避免创面污染；②细致观察创面，并按照就诊时医生给的换药方法换药；③协助患者运动，运动时注意保护患足；④如果伤口出现严重的溃疡，要警惕以足跟代替行走时对足跟的压迫。

44 糖尿病足患者的床上运动

在糖尿病足的治疗期间，不能长时间躺在床上不动，可量力而行地做一些抬腿、屈伸的动作，最常见的踝泵运动和"蹬自行车"运动。

（1）踝泵运动：指通过踝关节的运动，起到像泵一样的作用，促进下肢的血压循环和淋巴循流，包括踝关节的屈伸和环绕动作。①屈伸动作：患者平躺在床上，下肢伸展，大腿放松，将脚尖缓缓内勾，尽力使脚尖朝向自己，至最大限度时保持5~10秒，然后脚尖绷直下压，至最大限度时保持5~10秒，然后放松；②环绕动作：患者平躺在床上，下肢伸展，大腿放松，以踝关节为中心，脚趾作360°环绕，尽力保持动作幅度最大。

（2）"蹬自行车"运动：可通过规律性的压迫对肌肉产生作用，改善足部的供血。

45 糖尿病肾病低蛋白饮食

糖尿病肾病患者要严格控制蛋白质的摄入。糖尿病肾病 1~2 期的患者,每天每千克体重摄入蛋白质 0.8~1.0g;3 期以上肾病患者,即使肾功能正常,也应该限制蛋白质的摄入量(每天每千克体重 0.6~0.8g)。

46 卒中后康复训练何时开始为好

康复训练讲究早期性,在急性期生命体征稳定之后就应该立即开始。一般来讲,糖尿病患者只要神志清楚,病情平稳不再发展,48 小时后即可进行,康复量可由小到大,循序渐进;对于大多数脑出血患者,康复治疗可在发病后 7~14 天进行,越早开始康复训练,身体恢复越快越好,千万不要等到后遗症期再开始康复训练,到那时可能就为时已晚。

另外,康复训练是一个长期的过程,糖尿病患者要有足够的耐心,不能急功近利,一定要在自己可以承受的范围内,循序渐进地进行,总而言之,康复训练应该早期、全面、适量。

47 没有肢体障碍的运动

糖尿病患者发生卒中后,未遗留有肢体障碍,这时运动应以散步、慢跑、骑自行车、游泳等耐力性运动为主，运动频率建议是每周3~5次，每次30~40分钟，建议选择下午时间进行运动，一定要避开脑血管病好发的清晨，还应注意循序渐进，应从低强度的运动开始，不强求在初次活动时就达到最佳的效果。

48 卒中后有肢体障碍如何运动

卒中后留有肢体障碍患者，待病情平稳后，应早期开展被动和主动运动。

①被动运动包括各个关节的活动，如：肩、肘、腕、手指、髋、膝、踝、趾关节的屈、伸、外展、旋内、旋外、环绕等，以患者能耐受为度，不能用力过大，幅度由小到大，共2~3分钟为宜。

②主动运动包括练习坐、站位的主动控制及主动移动。行走训练由患肢负重，在等速训练仪下进行抗阻练习，在吊带支持下在跑台上行走。吊带支持（减重）跑台上行走是一种有效的步态训练方法，患者开始时每次在跑台上行走15分钟，5天后增加到30分钟，经过25次的跑台训练，患者的耐力、行走速度、步频均可增加。

提醒一下偏瘫患者，以上运动需要在康复医生的指导和家属的配合下进行。

㊽ 昏迷患者如何辅助锻炼

昏迷患者由于不能自主活动，长时间卧床，可引起肌肉萎缩，大小关节僵直，会造成患者失用性瘫痪，等患者清醒或能下床时则影响康复，所以需辅助锻炼。

①卧位的摆放：侧卧位与仰卧位交替，每1~2小时翻身1次；仰卧位时床头抬高10°~20°，侧卧位时肢体屈曲，两下肢之间垫一软垫。

②家属帮助按摩：可用推法、揉法、按法等手法由远心端向近心端进行，每天2次，每次15~20分钟。

③康复医生帮助进行大小关节的屈伸活动，包括肩关节、肘关节和髋关节的内旋和外展等被动运动。

④温水洗脚和小腿，促进血液循环。

㊾ 如何避免并发症的发生

预防糖尿病并发症的发生，最根本的就是要严格控制血糖，规律用药，定期监测血压、血糖水平，定期做相关检查。除此之外，还要做到"三多三少"——"多读""多动""多乐""少油""少烟酒""少紧张疲劳"。

"多读"是糖尿病患者要多读一些关于糖尿病知识的书籍或杂志，增加对糖尿病的认识及一些相关的治疗方法。

"多动"是每天运动一小时，可降低并发症的发生。

"多乐"是保持心情舒畅、笑对人生。

"少油"是少吃油脂含量高的食物，同时少吃动物内脏。

"少烟酒"是指烟酒对糖尿病的病情非常不利，糖尿病患者必须要戒烟限酒。

"少紧张疲劳"是指要做到劳逸结合，绝不处于疲劳之中，避免情绪紧张。

51 提高糖尿病患者的生活质量，家人支持必不可少

一旦被贴上糖尿病的标签，就意味着不能再像以前一样想吃什么就吃什么，想喝什么就喝什么，想什么时候吃就什么时候吃，甚至于降糖药、胰岛素也会给糖尿病患者的生活带来一定的麻烦。而监测血糖对于糖尿病患者来说也是一种难言的痛苦，更重要的是，这是一项长期工程，不能有一刻的松懈。因此，家属的支持就显得尤为重要。

帮助患者度过心理难关，给予患者心理上的支持和鼓励，正确认识、对待糖尿病；协助糖尿病患者完成对血糖的监测和调控，制定并监督其执行饮食方案和运动计划，提高药物治疗和患者自我护理的依从性。总之，家庭成员在维护病患的心理健康，督促积极参与诊治中扮演着举足轻重的角色，有助于提升患者的生活幸福感。

中医对糖尿病及其并发症的认识

01 消渴

消渴一词，既有口渴欲饮水，又有水自内消的症状，是指口干、口渴欲饮水、小便频多的病证。汉以前所说的"消渴"包括现代的糖尿病，尿崩症，精神性多饮、多尿，甲状腺功能亢进及醛固酮增多症等，也包括发热性疾病所致的脱水，但更多指的是前者。

02 消渴病

《外台秘要》载："《古今录验》论消渴病有三：一渴而饮水多，小便数，有脂似麸片甜者，皆是消渴病也……"，给消渴病下了一个比较完整的、准确的、科学的定义。从中医"消渴病"的整体论述与现代糖尿病的论述来看，两者可以说是基本上吻合的，所以中医的"消渴病"就是西医的糖尿病。

03 消渴病分期

吕仁和教授将消渴病分为脾瘅期（糖尿病前期）、消渴期（糖尿病及急性并发症期）和消瘅期（糖尿病慢性并发症期）。①吕仁和教授认为"脾瘅"的病因是大量进食高热量食物，病位在脾，过食甘美之品导致脾失健运，脾不能为胃行其津液，津液上呈于口则口中甘成为脾瘅。脾瘅阶段包括空腹血糖受损、糖耐量减低；②吕仁和教授认为消渴期的病因与甘满、内热、陈气有关，病位在脾，表现为以"陈气"引发的多种病证：糖尿病酮症酸中毒、糖尿病高渗性昏迷等；③吕仁和教授认为消瘅期病因为脏器柔弱，在陈气的基础上怒气上逆导致气血逆流而成消瘅，临床包括心、脑、肾、眼、神经病变等多种慢性并发症。

04 消渴病的病机演变历程

从病机演进过程来看消渴病，脾瘅期多有肝郁气滞、阴虚内热等证型，进入到消渴期出现气阴两虚等病机，产生瘀血、痰浊等病理产物，继而进入消瘅期，病机进一步演化，出现脾肾阳虚、肝肾阴虚、阴阳两虚等正虚表现，同时有肝郁气滞、胃肠结热、水湿内停等的邪实、标实的表现，正虚、邪实相结合，就会出现肾功能不全、心衰等重症。

05 吕仁和教授治疗消渴病的"二、五、八"方案

糖尿病防治的"二、五、八"方案，是在继承《黄帝内经》经典理论基础上，结合现代医学理论，经多年临床实践总结出的糖尿病综合防治方案。方案中的"二"是指防治糖尿病的总目标，即健康与长寿；"五"是指观察糖尿病患者需要经常检测的五项指标，即血糖、血脂、血

压、体重、症状；"八"是指需要采取的八项措施，具体分为饮食要合理、运动要适当、心态要平衡等三项基本措施，以及中药、西药、针灸、推拿、传统功法锻炼五项选择措施。

06 吕仁和教授"六对论治"方法

吕仁和教授的"六对论治"方法包括"对病论治""对病辨证论治""对病分期辨证论治""对症论治""对症辨证论治""对症辨病与辨证相结合论治"，可以理解为中医辨证论治方法的具体应用，是基于临床的中医辨证论治方法的发展和延伸。

07 中医对肥胖的认识

现代中医认为肥胖是代谢综合征的发病核心，中医对肥胖病因病机的认识是非常重要的。

①遗传因素：禀赋不足，先天肾气亏虚，后天脾失健运，水谷精微转输失常，则内生痰浊、膏脂停聚而为肥胖。

②饮食无节：进食过多或大量的高脂肪饮食、甜食，即肥甘厚味，致湿热内生，蕴酿成痰，进一步可损伤脾胃，致运化失司，湿浊停留体内，痰热湿浊内聚，使体重增加而成肥胖。

③运动减少：缺少运动，久卧久坐伤气伤肉致脾气虚

弱、运化失司；随着年龄增大而活动减少，加之中年以后肾气渐衰，火不生土，致脾失健运，或肾气不足，不能化气行水，致水液留滞内聚；久病正虚，外加活动减少，气血阴阳虚衰，气虚运血无力，阳虚阴寒内生而易致痰浊，阴血虚少，血行涩滞，痰浊脂瘀变生而致肥胖。

④情志因素：工作压力、家庭及社会环境的压力等，使精神长期过度紧张，易致七情内伤，五脏皆藏神，脏腑功能失调，升降失序，影响水谷水液运化，使代谢紊乱而发生肥胖。

肥胖病多为形盛气虚即本虚标实，本虚以气虚为主，表现为脾肾气虚、心脾气虚、肝胆疏泄失调，久致肺气虚；标实以痰浊、膏脂为主，兼以水湿、血瘀、气滞，常以虚实夹杂而见。

08 中医对"麻木"的认识

有的糖尿病患者觉得手脚麻木，看西医说是并发了周围神经病变，那么中医对"麻木"是怎么认识的呢？中医讲麻木一般是由于气虚失运、血虚失荣、风湿痹阻、痰瘀阻滞等原因导致的。

①患者气虚，气虚则无力推动血液运行，经脉、肌肤得不到气血的温煦和濡养；②患者血虚，血虚则经脉空虚，皮肤肌肉失养；③患者气血亏虚，内生痰湿瘀血阻于脉络，气血运行不畅，筋脉肌肤失于濡养；④风寒湿邪乘

虚侵入人体，客于肌表经络，气血运行受阻。

气为血之帅，气行则血行；血为气之母，血虚则气无所附，因此气血两虚在临床中常常并见；而痰浊、瘀血、风寒湿邪等邪实之邪与气血两虚之虚共同作用，导致机体出现麻木不仁等症状。

由此可见，麻木可为外感，可为内伤；可为实证，可为虚证；还可为虚实夹杂之证。

09 中医对"疼痛"的认识

疼痛是临床常见的一个症状。对于消渴病患者来说，病久正气亏虚，气虚推动无力，血虚不能濡养脏腑筋骨，阴液亏损而脉络失养，阳气亏虚不能温养脏腑经脉，均可导致经脉运行不畅，发为疼痛，此疼痛属虚证之痛，为"不荣则痛"；而又因正气亏虚，导致痰湿、瘀血等病理产物出现，这些病理产物反过来又变成了致病因素，瘀血阻络、痰湿阻络、痰瘀互阻等，导致气血运行不畅，亦可产生疼痛，此疼痛属实证之痛，称为"不通则痛"。

因此，就疼痛而言，也有虚证、实证、虚实夹杂之证。一般单纯虚证较为少见，以虚实夹杂证为主。

10 中医对"局部红肿"的认识

糖尿病足局部如果出现红肿，中医认为这是一件好事儿，说明目前体内正气旺盛，能够同邪气相斗争。

红肿的部位就好比是正气和邪气进行搏杀的"战场"，身体的正气和外部的邪气在这里"战斗"。①如果体内的正气充足能够打败邪气，"战斗"结束，"战场"就会消失，红肿就会渐渐消退，那么病情则向容易控制的方向发展；②如果正气不足没办法打败邪气，反而被邪气所控制，时间长了，红肿也会消退，但是病情得不到控制，反而会变得更加糟糕。

⑪ 中医对糖尿病性心脏病的认识

现代中医把糖尿病性心脏病称为"消渴病心病"，糖尿病引起的冠心病及心肌病称为"消渴病胸痹"，糖尿病引发的心律失常称为"消渴病心悸"。

中医认为糖尿病性心脏病是由于消渴病日久，内热伤阴耗气，气阴两虚，或阴损及阳，阴阳俱虚，久病入络，气虚血瘀水停所致。辩证不同，选方用药不同：①如果患者表现为心悸易惊，心烦失眠，口干咽燥，大便干结，五心烦热，或烦渴多饮，或消谷善饥，舌红少苔，脉沉细数，为阴虚燥热，心神不宁，治疗上应以滋阴清热、养心安神为法；②如果表现为胸闷心悸，气短乏力，口干，心前区痛，视物模糊，或肢体麻痛，舌胖质暗，苔白，脉沉细，为气阴两虚，痰瘀互阻，治以益气养阴、活血化痰为主；③此外，还有表现为阴阳两虚，痰瘀互阻；阳虚水饮凌心射肺等多种不同的证型，临床上应由中医大夫根据辨证，选方用药，切不可自行配药服用。

⑫ 糖尿病患者"胸闷、气短"就是气虚吗

很多糖尿病性心脏病患者有过胸闷、气短的症状，认为"我太虚了，一动就气短"。这只说对了一方面，因为从中医角度讲，导致气短的原因不只气虚一个因素，在外感病和内伤病中都可以出现胸闷、气短症状。糖尿病性心脏病是内伤病，也可以合并外感因素而出现上述症状，但多数是由于疾病本身导致的。

糖尿病发展到并发症的阶段，常常在正气虚的同时，还有邪实存在，如血瘀、痰浊，这些都可以导致胸闷气短的出现。具体来说是这样的：①由于糖尿病病程日久，正气亏损，心气不足，鼓动无力，身体机能活动衰减，可见胸闷气短；②气虚无力行血，血行不畅，瘀阻心脉，此有形实邪也可导致胸闷气短；③脾运不健，湿邪内停，湿聚为痰，再加上饮食不节，过食肥甘厚味，酿湿生痰，痰随血行，阻滞心脉，气机不畅，也会导致胸闷气短的出现。所以，胸闷气短不都是单纯的气虚，血瘀、痰浊等实邪也会导致这些症状。

⑬ 中医说的中风和脑血管病是什么关系

"风"是自然界的一种现象，但中医学所说的"风"却是一种致病因素，分为内风和外风。外风就是自然界的

风邪，内风就是人体阴阳不平衡后出现的肝风内动等现象，总体来说风邪是善行而数变的，就是变化快的意思。病名以风来命名，是说疾病的发展有如风之变化。

中风是指突然昏厥，不省人事，伴有口眼歪斜，语言不利，半身不遂；或无昏厥而仅有口眼歪斜、半身不遂为主要表现的疾病。我们由此可以看出，中医的"中风"指的就是西医中的脑血管疾病，包括缺血性脑血管病和出血性脑血管病两种。中医根据患者有无神志方面的改变，又将"中风"分为中脏腑和中经络两大类。

14 中医怎样看待高血压

中医没有高血压的病名，但根据高血压临床症状的不同，可以将其对应到眩晕、头痛等病证中，然而眩晕、头痛并不是高血压的特有症状。

糖尿病高血压的发病与糖尿病有密切关系。从糖尿病早期的阴虚燥热逐渐发展到气阴两虚、阴阳两虚、肝肾阴虚、脾肾阳虚等正虚的病机，并逐渐出现水湿、痰浊、血瘀、痰瘀胶着等邪实的出现，再加上情志因素的影响，而出现正虚邪实的病理机制。临床辨证应根据正虚、邪实的不同，辨清标本缓急，缓则治其本，急则治其标。

中成药也有能够起到降压作用的，如天麻钩藤饮、牛黄降压片（丸）等药物，但也是在辨证的基础上进行的，不要随便服用。

15 糖尿病肾病的病因病机

糖尿病肾病在中医中属"水肿""下消""关格"范畴，其病因病机可总结为以下几点。

①湿热蕴结：膏粱厚味，醇酒无度，滋生湿热，痹阻三焦，三焦为行水通路，水道壅阻，气化失司，水液潴留，而发水肿。

②热盛伤津：消渴病肺胃津伤，津血同源，津不载血，血行滞涩，脉络瘀阻，水瘀互化，而发水肿。

③气阴耗伤：消渴病日久，气阴两伤，中气不足，则溲便为之变，尿多泡沫，精微下渗，尿微量白蛋白排泄率上升。脾为湿土，健运失司，土不制水，发为水肿。

④阴损及阳：消渴病为难愈之疾，病久会脾病及肾，阴损及阳，水中无火，气不化水，泛滥横溢，上发为喘证，下发为水肿。

16 生气会引起糖尿病视网膜病变

中医认为，人的情志与疾病的发生之间存在着密切的联系，自古就有"七情致病"的观点，那为什么说生气会导致糖尿病视网膜病变的发生呢？

首先，中医认为肝脏和眼睛的关系最为密切，"肝开窍于目"，"肝在液为泪"。"肝在志为怒"，怒就是我们说的"生气"，怒是一种不良的情志刺激，可以导致血气上逆。

大怒导致肝阳生发太过，肝的阴血不足，肝不敛阳易于动怒。

眼睛的"视"需要肝阴血的濡养和肝气的疏泄共同发挥作用，如果肝阴血不足，则会出现两目干涩、视物不清或夜盲；肝火上炎则见目赤生翳；肝阳上亢则头晕目眩；肝风内动则目斜上视。所以，经常"生气"的糖尿病患者容易发生糖尿病视网膜病变。

⑰ 趺阳脉弱是怎么回事

糖尿病患者就诊时，大夫经常会对患者的足部进行检查，摸一摸患者的足背动脉，有时会说"动脉搏动还行"，有时会说"动脉搏动弱""趺阳脉弱"，这是怎么一回事呢？足背动脉搏是西医的检查说法，趺阳脉是中医的检查说法，其实说的都是一回事儿。

早在几千年前，张仲景就以趺阳脉来判断消渴病。那么趺阳脉的位置在哪呢？它位于足背最高点，即足背胫前动脉搏动处。患者触摸时沿足部第一、第二跖骨之间的沟向上移至踝关节，指腹偏向第一跖骨，一般可在这条线的近端摸到其搏动。

如果趺阳脉充实，提示您气血充足，鼓动有力，也就是说动脉血管尚无硬化、狭窄之象；如果趺阳脉弱，提示您气虚鼓动无力，血虚脉道不充，很可能已经发生动脉硬化、血栓形成了；如果趺阳脉无，感觉不到其搏动，则提示动脉硬化很严重，甚至可能完全闭塞了，一定要及时去医院进行相关检查和治疗。

跌阳脉不仅能够判断足部的血管情况，还能"号"胃气。因为跌阳脉的部位是在足阳明胃经的原穴，足阳明胃经是多气多血之经，跌阳脉又位于足背最高处，乃为阳气必经之要冲，故可诊胃气及阳气之强弱，患者气血充沛与否，在此处也能得到印证。

举手之劳，就会提前知道是否存在动脉血管硬化、狭窄或闭塞，何乐而不为呢？

⑱ 中医治疗糖尿病有什么特色

中医看人是一个有机的整体，中医理论认为，"有诸内者必形诸外"，意思是有外在的表现就一定会有内在的病理变化，所以中医治病的特色是整体辨证和辨证论治，治疗糖尿病亦是如此。

人的五脏六腑、四肢百脉是相互联系、相互为用的，如患者视物不清可能就要从肝论治，因为肝开窍于目，但是肝之实火、虚火，要根据四诊信息详加辨别。"见肝之病，知肝传脾"，在用药时先培土防止其传变等，都说明人体各个部位是息息相关的。

辨证论治，根据患者四诊信息收集到的辨证依据不同，治疗方法也不同。随着医学的发展，我们还会采取辨证与辨病相结合的方法，能够更准确地诊治疾病。还以糖尿病肾病为例，如果已经明确诊断为糖尿病肾病，中医在临床治疗中，除重视糖尿病肾病本身，还要采集更多辨证用药的依据即四诊信息，同为尿中有泡沫，但可能伴有的症状不同，有的患者出现腰膝酸软，有的患者则表现为腰痛怕冷，前者为肾阴虚的表现，后者为肾阳虚的表现，辨证不同，选方用药则不相同。

⑲ 中药能否遏制糖尿病并发症的出现

《黄帝内经》中说："圣人不治已病治未病，不治已乱治未乱。"孙思邈也说："上医医未病之病，中医医将病之病，下医医已病之病。"中医治未病的思想古已有之，不仅说明在《内经》时代中医就能够预防疾病的发生、未病先防，而且说明医者水平高低的标志是治未病、治将病和治已病。因此，如果医生对糖尿病及其并发症了解得更多一些，对患者的问诊及检查更详细一些，就有可能会提出一些建设性的意见来预防并发症的出现。

治未病思想我们前面已讲过，如果能真正做到治未病，应用中医辨证论治、内治法与外治法相互结合应用，对于糖尿病并发症的预防是有较好的效果的。

但是好大夫也要遇到好患者才能发挥作用，那些关心自己身体变化、能够及时找大夫沟通、配合检查和用药的患者，就有可能减少并发症的出现；如果患者本身马马虎虎、大大咧咧，对于自己身体的改变不反映、对于大夫提示的检查不予重视、对于开出的药物不能按时服用等，那么再高明的医生也会无能为力的。

20 降血脂的偏方有用吗

中药有很好的降脂功效，民间也有不少降脂的偏方，可以作为平时茶饮、饮食应用。但是，是否有用，一要看是否对症，二要看患者是否能坚持。下面介绍两个常用的方子。

①消脂减肥茶：生何首乌 30g，生山楂 15g，草决明 15g，冬瓜皮 20g，乌龙茶 3g，有降脂、活血、降压、利水等功效。先将何首乌等 4 味共煎，去渣，以其汤液冲泡乌龙茶，代茶饮用，每日 1 剂。连续饮用 2 个月为 1 个疗程，一般服用 3~5 个疗程。

②决明子海带汤：草决明 20g，海带 30g，有祛脂降压作用，适用于高脂血症、高血压、冠心病或肥胖等患者，水煎，除渣，吃海带饮汤，每日 1 次，1 个月为 1 个疗程，一般服用 1~3 个疗程。

虽说把药放在了茶叶、汤饭里，但是药总归还是药，"是药三分毒"的问题还是存在着的。上述两方如果想试用，建议先到医院听从中医大夫的意见，如不对症有可能会适得其反。

㉑ 哪些中药可以降血脂

现代中医药研究证实，有些中药有降血脂的作用，如：草决明、泽泻、何首乌、蒲黄、山楂、大黄、红花、银杏叶、虎杖、茵陈等。

①草决明：又叫决明子，是一种味甘苦微寒的中药，具有抑制血清胆固醇升高和动脉粥样硬化斑块形成的作用，降血脂效果显著。

②何首乌：气味苦寒，能促进肠道蠕动，减少胆固醇吸收，加快胆固醇排泄，从而起到降低血脂，抗动脉粥样硬化的作用。何首乌有补肝肾、益精血，通便泻下等功效，尤其适用于老年高脂血症兼有肝肾阴虚、大便秘结的患者。

③泽泻：味甘淡性寒，能影响脂肪分解，使合成胆固醇的原料减少，从而具有降血脂，防治动脉粥样硬化和脂肪肝的功效。

④蒲黄：性味甘平，能抑制肠道吸收外源性胆固醇，从而起到降低血脂的作用，但只有生蒲黄有降脂作用。

⑤山楂：性味酸甘微温，有扩张血管，降低血压，降低胆固醇等作用，临床上常用山楂水煎代茶饮。

⑥大黄：味苦性寒，具有降低血压和胆固醇等作用，适用于偏实证及大便干结的高血脂的患者。

⑦红花：味辛而性温，有扩张冠状动脉，降低血压以

及降低血清总胆固醇和甘油三酯的作用。

⑧银杏叶：有降低血清胆固醇、扩张冠状动脉的作用，对治疗高血压，高脂血症及冠心病心绞痛有一定作用。

在这里也提醒糖尿病合并有高脂血症的患者，应用时一定要在中医大夫的指导下进行，切不要自行用药。

㉒ 中药能降低血尿酸吗

现代中药药理学研究证明，部分中药有溶解尿酸、排泄尿酸、抑制尿酸的作用。对痛风及高尿酸血症具有显著治疗作用的有以下三类中药。

①溶解尿酸并解除疼痛的药物如威灵仙、蚕沙、秦艽等。

②排泄尿酸的药物如薏苡仁、泽泻、车前子等。

③抑制尿酸合成的药物如泽兰、当归等。

看到这里时，有人可能就会到药店去买这些药物来降尿酸，这是不可取的！一定要在医生辨证的基础上加用这些药物，不能单纯应用这些药物来降血脂。

㉓ 中成药能治疗糖尿病周围神经病变吗

中成药较汤药服用方便，对于需要长期服药的糖尿病周围神经病变患者来说，更易于接受一些。

市场上有些中成药可以用于治疗糖尿病周围神经病

变，它们的组成不同，药物作用也不相同。如活血通脉胶囊是水蛭提取物，是现代工艺研制而成的现代制剂，具有活血化瘀、通络止痛之功效；通塞脉片由黄芪、当归、党参、玄参、金银花、石斛、牛膝、甘草组成，能够活血通络、益气养阴。中成药的应用也需要辨证应用，如果应用得法，就能够缓解病痛。

24 什么是中药泡脚疗法

中药泡脚是用熬好的汤药浸泡双足，可使局部血管扩张，并借水的温热作用，使血流增快，药力经肌肤腠理直达病所，从而改善局部的血液循环，迅速缓解症状的一种中药外治方法。

临床常用活血化瘀的药物进行足浴治疗糖尿病周围神经病变，活血化瘀药物可以调节神经反射，疏通经络，改善糖尿病微血管病变，增加四肢周围神经的供血和营养，促进损伤的周围神经的修复，提高运动神经传导速度，达到防病治病的目的。

25 中医怎样治疗糖尿病周围血管病变

糖尿病周围血管病变属中医学脉痹、脱疽范畴，为消渴病的变证之一，是久病必瘀的结果，其基本病机多为气阴两虚，瘀血阻络，在临床上因病程长短和体质不同，可表现出典型的不同证型。

①如果出现疲倦乏力，胸脘腹胀，四肢倦怠，气短自汗，口干多饮，大便干结，舌质淡暗，有瘀斑，少苔，脉沉细弦或沉细数。我们说这是气阴两虚，痰热瘀结，治疗上应以益气养阴，化瘀散结为法。

②如果出现头晕头痛，颜面虚浮，或颧红如妆，神疲倦怠，或躁扰不宁，心悸失眠，咽干口燥，腰膝酸冷，汗出肢冷，或手足心热，大便不调，时干时稀，小便清长，夜尿频多，或尿少浮肿，舌体胖大，舌淡苔黄或舌红苔水滑，脉沉细无力，或脉浮大，按之不实。我们说这是痰瘀互结，阴阳两虚，治疗上应以化痰活血，调补阴阳为法。

③如果出现足部冷痛麻木，全身无力，气短自汗，腰膝酸冷，咽干口燥，食欲不振，舌淡苔滑或舌红少苔，脉沉细无力。我们说这是气血阴阳俱虚，痰湿瘀郁互结，即由于久病脏腑虚损，脾肾气虚、脾运化输布水谷精微功能失常，气血生化不足；肾阳亏虚，阳虚寒凝，血涩不畅，且气虚而血滞不通，导致瘀血内阻、经脉瘀滞，最终形成气血不足，阴阳两虚，痰瘀互结之证。这时应该以调补气血阴阳，行气活血化痰为法，使阳气得复，气血调和，络脉通畅，肢体得以温煦。

当然，这只是临床上典型的证型，可以用来参考，至于您到底属于哪个证型，应该采用何治法，选择什么中药，还是需要到医院就诊，请中医医师根据您的综合情况来辨证诊断。

26 什么是箍围法

箍围法就是把中药调和成糊状敷在糖尿病足病变的周围，而不是直接敷在病变的部位或创面上。

我们看到过木桶的铁箍，那是为了把木头拢在一起不分散，我们用箍围的方法也是要把邪气箍在一起使之不扩散，这样就能有效地防止感染的糖尿病足再向四周蔓延，也不让其他部位的邪气向病变部位靠拢。

箍围法在糖尿病足溃疡的各个时期都可以应用，还是那句话，要辨证用药，不能用一种药"一箍到底"，那样就会影响这种方法的效果。

27 适合糖尿病足患者的药膳

糖尿病足患者日久正气消耗，局部的气血流通不畅。除了足部的病变，还经常会伴有精神疲乏，面色苍白，气短懒言，消瘦，动则出汗，心慌不得安宁等气血亏虚症状。因此在防治糖尿病足时，既要注意理气活血，改善病变组织局部的气血流通状况，又要以补益正气为主，以补允疾病所造成的长期消耗。可以采用攻补兼施的食疗方法，攻其瘀滞，补其正虚。下面介绍一些适合糖尿病足患者常用的活血补气药膳。

①活血茶叶蛋：取丹参、红花各 12g，桃仁 10g，茶叶 4g，鸡蛋 4 枚。将前 3 味药加水煎煮 30 分钟后，离火

冷却，然后放入鸡蛋、茶叶同煮。鸡蛋熟后打破蛋壳，在药液中浸泡至蛋清呈紫红色时即可。每天吃1个鸡蛋。丹参、红花、桃仁都具有活血化瘀功效，鸡蛋则能温补气血，茶叶清热解毒，也有轻微的活血作用。

②参芪猪蹄汤：取猪蹄两个，炙黄芪45g，党参20g，当归15g，肉桂4g，盐、糖、黄酒、大料、酱油、花椒等调料适量。猪蹄和药物、调料一同入锅，加水适量，用大火煮1小时。猪蹄取出，撇去锅中浮油，将猪蹄再放入锅中，继续用小火煮至肉烂，取出放凉，去除骨头，切成片后装盘即可食用。黄芪助卫气、补中气、托疮毒；当归活血、补血；党参补气健脾；肉桂温补肾阳、温中逐寒、温通血脉；猪蹄去油后，富含胶原蛋白，是糖尿病足食疗的佳膳。

③当归鲫鱼汤：此方出自明代《本草纲目》，是补气活血的经典名方。取鲫鱼1条（500g），当归10g，红花5g，食盐、味精、葱花、姜、黄酒等调料适量。将鲫鱼去内脏清洗干净后，把其他原料一起装入鱼肚中，外面用荷叶包裹后，在烤箱中烤熟即可食用。当归活血、补血，红花化瘀生新，鲫鱼营养丰富，此药膳对增强糖尿病足患者的抵抗力和康复极为有利。

28 什么是中药灌肠疗法

中药保留灌肠是将中药汤剂灌注到人体结肠内，并利用结肠的吸收和排泄功能，清除结肠内和结肠黏膜上的有害代谢产物和毒素，这样可以代替肾脏将体内的一部分毒素清除出体外。在肾功能不全早期进行灌肠治疗与口服药物相结合的治疗，使原来完全依赖肾脏排泄的毒素（血肌酐、尿素氮）又增加了一条全新的排泄途径，从而极大地减轻了受损肾脏的负担，充分体现了"邪有出路"的治疗原则。因其操作简单，在熟悉操作之后完全可以由患者或家属协助在家中自行完成。但灌肠时要注意患者体位、药液的浓度和温度、插管的深度和压力等，第一次灌肠需要护士或者有经验的相关人员进行操作。如果患者患有痔疮、消化道出血、肛周脓肿等疾病则不能采用这种方法，以免引起局部破溃或导致感染扩散。

灌肠只适用于肾功能不全的早期患者，能够延缓其发展速度，但不能代替血液透析。

㉙ 冬虫夏草能治疗肾功能不全吗

冬虫夏草是名贵中药材，具有补肺益肾，益精补气的作用，治疗肾脏亏虚，精气不足之证，在治疗慢性肾功能不全的时候也能发挥一定的作用。

冬虫夏草对慢性肾功能衰竭具有防治作用，冬虫夏草还可延迟尿蛋白的出现，降低血清尿素氮和肌酐含量，增加肌酐清除率，但是天然的冬虫夏草价格昂贵，有条件的患者可以在医生的指导下应用；条件不允许的患者可以在医生的指导下用人工培养的虫草制剂，如金水宝胶囊、百令胶囊等。

30 中医治疗糖尿病视网膜病变的方法

中医治疗糖尿病视网膜病变大致分为三大块：一是中药内服，包括汤药和中成药，主要以益气养阴、补益肝肾、活血化瘀等方法为主，但中医治病讲究个体差异，不同的人用不同的药，要由医生根据患者具体的情况辨证用药；二是中药外治法，如针刺、艾灸、中药外敷及离子导入等，这些方法在中医院一般都有应用；第三就是中药提纯注射液的使用，这是现代药物制剂发展后逐渐兴起的一种方法，目前主要应用比较多的是活血化瘀类中药注射液，如磷酸川芎嗪、血塞通、银杏达莫注射液等。

要强调的是，中医药治疗主要是针对早、中期糖尿病视网膜病变，到晚期治疗效果也不理想，所以还是提醒大家治病要赶早。

主要参考文献

［1］Monnier L，Lapinski H，Colette C．Contributions of fasting and postprandial plasma glucose increments to the overall diurnal hyperglycemia of type 2 diabetes patients［J］．Diabetes Care，2003，26（3）：881-885．

［2］苏工，米树华，陶红，等．代谢综合征患者血尿酸水平与冠心病的关系．中华内分泌代谢杂志，2005，21（1）：66-67．

［3］路春，朱鸿，施彩虹．糖尿病视网膜病变与糖尿病其他血管病变的联系［J］．国际眼科杂志，2009，9（3）：528-530．

［4］A M Abu El-Asrar，A G M Abdel Gader，S A Al-Amro，et al．Hyperhomocysteinemia and retinal vascular occlusive disease［J］．EurJ ophthalmol，2002，12（6）：495-500．

［5］吴文炎．糖尿病前期的转归、危害及干预策略［J］．中华全科医学，2010，8（1）：88-90．

［6］陈灏珠，林果为．实用内科学［M］.13版．北京：人民卫生出版社，2010．

［7］Khanna P，Jain SC，Panagariya A，et al．Hypoglycemic activity of polypeptide-p from a plant source［J］．J Nat Prod，1981，44（6）：6．

［8］王志军，周建芝，吴寿岭．老年糖尿病患者合并高血压的危险因素及随访分析［J］．中华老年心脑血管病杂志，2013，15（2）：151-154．

［9］Reaven GM．Relationships among insulin resistance，type 2 diabetes essential hypertension，and cardiovascular disease：

similarities and differences［J］. J Clin Hypertens（Greenwich），
2011，13：238–243.

［10］中华医学会糖尿病学分会. 中国 2 型糖尿病防治指南（2013
年版）［J］. 中华糖尿病杂志，2014，6（7）：447.

［11］蔡淑芬. 加强家属健康教育对糖尿病患者生活质量的影响
［J］. 现代临床护理，2005，4（3）：70–72.